JN087933

なぜ摂食障害になるのか どう向き合えばいいのか

― 臨床的事実から ―

稲沼 邦夫

東京図書出版

は じ め に

　まず初めに，この本は，臨床心理士が書いたものであることをお断りしておきたい。

　筆者は，臨床心理士として，医療機関においてこれまで多くの摂食障害の患者さんと関わってきた。摂食障害は大きく分けていわゆる拒食症すなわち神経性無食欲症（Anorexia Nervosa；AN）と，いわゆる過食症すなわち神経性大食症（Bulimia Nervosa；BN）があるが，筆者が長らく勤務した医療機関は小児科領域で，そこでは AN を中心とした拒食性の摂食障害がほとんどであった。AN の患児たちと出会った頃，もう50年近くも前になるが，その頃の心理的アプローチは，ほとんど手探り状態で，当時の学説のなかでも発症要因について，例えば，母子関係の軋轢などから成人女性を嫌悪するようになり，大人になりたくないといった「成熟拒否」の心性が芽生え，その結果食べなくなり発症するという説や，母親の愛情不足などから母親に対する基本的信頼が不十分なまま早期に自立を迫られる結果，自我発達未成熟状態となり，そこにストレスが加わって発症するといった説などを参考に，患児やその母親に対する心理カウンセリングを中心に対応していた。しかし学説で指摘されるようなネガティブな母子関係や家族関係は，筆者にはあまり見受けられず，改善に至った例もほとんどなかった。その後，症例数が増え

るに従い，似たような発症の契機や経過また心理的身体的徴候や病前性格傾向など，症例に共通する事実が筆者のなかで次第に重みをもつようになってきた。

そこで臨床経験から得られた事実をもとに，主に思春期例の発症要因や発症の経過，特徴的な臨床症状，治療的アプローチなどについて，筆者の見解を専門学会で発表し，さらに論文化して公表してきた（参考文献参照）。AN については，アメリカ精神医学会による精神障害の診断と統計マニュアルすなわち DSM の診断基準にもとづいた。本書でも同様である。この診断基準は，DSM-III，DSM-III-R，DSM-IV，DSM-5 と改訂されてきたが，いずれの改訂でも AN の心理面の基本症状は，肥満恐怖と体重や体型の感じ方の障害の 2 点，すなわち太ることに対する恐怖と，かなり痩せ細ってしまってもまだ太っていると思い込んだり訴えたりするような認知的な歪み（ボディーイメージの障害とも言われる）とみられる。

その後，成人例も扱う医療機関に勤務することができ，過食／嘔吐の成人例など過食症すなわち神経性大食症（以下 BN とする）の患者さんに接する機会も得られた。この BN についても AN 同様，DSM の診断基準でみてきた。BN については，AN の発症過程ならびに治療に伴う体重の回復過程で一過性に過食行動が発現する現象があり，ずっと気にはなっていたが，次第に BN の症例に多く接するにつれ，BN は AN の発症過程で派生的に発症するのではないか，つまり

摂食障害の基本形態は AN で，BN は AN から派生した形態ではないかと考えるようになった。これについては後で詳しく述べてみたい。

　本書では，摂食障害の臨床を通して得られた一連の事実から考えられることを基本とした。まずは AN の発症経過の臨床的事実について，経過を順に追いながら，発症の契機や発症する人の性格傾向，経過中にみられる特徴的な心理的身体的徴候すなわち強迫的心性や肥満恐怖，体重や体型の認知的歪み，摂食衝動や過活動の発現などについて述べ，事実としての発症の具体的様相を提示してみたい。そしてこの発症経過における臨床的事実の意味について少し掘り下げて考えてみたい。また AN では女子例が象徴的であるが，男子例についても取り上げてみたい。そして体重回復とともに AN の症状が改善していく様相について，ここでもその臨床的事実を具体的に提示し，そのうえで筆者がこれまで進めてきた AN の治療的アプローチについて具体的に述べてみたい。さらに AN 以外の拒食性摂食障害について提示し，AN を含めた拒食性の摂食障害に共通する本質的なメカニズムについて検討してみたい。そして最後に AN の派生型と考えられる BN（DSM）についても私見を述べてみたい。

　筆者は以前，発表してきた公刊論文をまとめた『こどもの摂食障害　エビデンスにもとづくアプローチ』（金剛出版，2019年）を出版したが，今回は摂食障害に関心をもたれる一般の方々や摂食障害に罹患されている方々またそのご家族

にもできれば読んでいただき，筆者の見解について評価していただくことも目的の一つに執筆した。なお，本書に登場する症例はすべて事実をもとにアレンジされたフィクションで，随所に出てくる患者（児）さん本人の言動（「」内）またそのご家族などの言動（[ ]内）は，事実を歪めない程度にすべてモディファイされている。

【目次】

はじめに 1

AN（DSM）の発症経過の臨床的事実 9

- 生命維持としての食欲について 10
- 発症の契機は「痩せ願望」によるダイエット 12
- ダイエット行動は減量運動も加わって強迫的，にわかに
  高まる強迫的心性 15
- 発症した人の性格傾向は強迫傾向 17
- ダイエット行動への慣れ，一時高まる気分の高揚感，
  達成感 19
- 空腹感が鈍化 21
- 抑うつ感，不安感，焦燥感などが発現 22
- 体重は次第に顕著に減少 25
- 食へのこだわりが発現 27
- 摂食衝動，過食衝動，過食行動が発現 29
- 肥満恐怖が発現 31
- 体型や体重，摂食量の認知的歪み，そして病識のなさも
  発現 33
- 強迫的痩身追求行動はさらに激化 37
- なかには過活動も発現 39

　　■ 痩身追求行動はほとんど反射的に 41

臨床的事実としての AN の発症経過が意味すること 44
　　■ AN の発症経過をまとめてみると 44
　　■ 発症経過全体を俯瞰してみると 48
　　■ 身体面から見れば自己誘発飢餓 51
　　■ 深刻な弊害の一つ，思春期例での成長抑制現象 52
　　■ 女子がかかる病気のようだが，男子例もある 56

体重が回復していくと AN の症状は改善していく 61
　　■ 体重が回復していくと AN の症状は改善していく 61
　　■ 肥満恐怖や体型などの認知的歪みの改善傾向 63
　　■ 抑うつ感や焦燥感も改善傾向 69
　　■ 強迫的痩身追求も減弱傾向 71
　　■ 過食衝動，過食行動も消失傾向 72
　　■ 過活動も消失傾向 76
　　■ 男子例も女子例同様に改善傾向 77

臨床的事実にもとづく AN の治療的アプローチ 80
　　■ 認知行動療法の概要 81
　　■ 家庭における半強制的定量摂食の概要 91

ダイエット以外の契機で発症する拒食症はあるのか 96

- ■ 嘔吐恐怖の2例 96
- ■ 窒息恐怖の2例 101
- ■ ANの古典とされるラセグ（1873）の症例 105

拒食性摂食障害の発症メカニズムの本質は 111

- ■ 食べられなくなるメカニズムについて 111
- ■ 発症メカニズムの本質は 115
- ■ 直接的な発症要因は 119
- ■ 心理的ストレス因について 120

過食症（過食/排出型）について 122

- ■ ANの発症過程で発現する過食衝動 123
- ■ 体重が回復傾向になければ過食衝動は治まらず，
  過食/排出行動が出現，そしてBNに 125
- ■ 長期にわたる過食/排出行動の脳への影響は 128

  おわりに 131

  参考，引用文献 135

AN（DSM）の発症経過の臨床的事実

【要点】
- AN（DSM）は心理的ストレスから発症するという説があるが……
- まずは大前提，生命維持としての食欲について
- 発症の契機は「痩せ願望」によるダイエット，痩身追求の意図的不食行動
- ダイエット行動は減量運動も加わって強迫的，そしてにわかに高まる強迫的心性
- 発症した人の性格傾向は強迫傾向
- ダイエット行動に慣れるに従い一時高まる気分の高揚感，達成感
- 空腹感が鈍化
- 抑うつ感，不安感，焦燥感などが発現
- 体重は次第に顕著に減少
- 食へのこだわりが発現
- 摂食衝動や過食衝動，そして過食行動が発現
- 肥満恐怖が発現
- 体型や体重，摂食量の認知的歪み，そして病識のなさも発現
- 強迫的痩身追求はさらに激化

■なかには過活動も発現
　　■痩身追求行動はほとんど反射的に，反射的こだわり行動

　AN（DSMによる，以下同）は心理的ストレスやそのスト
レスによる食欲不振から発症するという説が従来からあり，
現在に至っても根強いが，果たしてそうだろうか。本章では
ANの発症要因や発症の経過，経過中にみられる臨床的特徴
などについて，今まで筆者が得てきた臨床的事実を提示し，
考えてみたい。

■生命維持としての食欲について

　先ず大前提であるが，人という動物には一生を全うするま
で，基本的に生命を維持する機能（装置）が備わっており，
その具体例の一つが本能とされている食欲であろう。人に対
して摂食行動を促すこの食欲は，精神的ストレスに曝された
り，何らかの身体的疾患に罹患したりした場合，一時的にそ
の機能が低下し「食欲不振」の状態になることはよく知られ
ている。しかしその食欲不振の状態であっても，生命維持装
置は機能し，人はそのコントロール下にあると考えられる。
というのも，生命維持がもし機能しなくなれば，それは当然
死を意味するからである。そしてこの食欲不振の状態は言わ
ば意識にとって受動的反応であり，少なくとも意識で食欲や
摂食行動を意図的には操作されていない状態である。この生

命維持という観点からみれば，ストレス曝露下では食欲不振の状態になって食が細くなることはあるものの，癌など生命維持にハイリスクな身体的疾患を有しない限り，また食べ物が手に入る限り，無食欲状態になってまったく何も食べられなくなって飢餓状態に陥るということは考えにくい。また同じ観点から食欲の機能は，ストレスの影響を受けながらも，ある程度はストレス状況下に順応しながらその役割を機能させていくことも推測できる。そして当然ながら，ストレスが緩和されたり，身体的疾患が改善されたりすれば食欲や摂食行動は元通りに回復していくものとみられる。

　しかし，後で詳しく述べるが，AN の中核的症状としての摂食行動は，肥満恐怖で食べられない状態，具体例では「食べようとしても怖くて食べられない」，「太ることが怖くて食べられない」，「太ることが怖くてカロリーがないものばかり食べてしまう，食事を見ると怖くてしょうがない」，「食べ物を見ると食べちゃいそうで怖い」など，肥満とそれを誘発する摂食に対する恐怖で食べられない状態である。この状態は，「食べようとしても」とか「カロリーのないものばかり」とか「食べちゃいそうで」など，おそらく生命維持としての食欲自体は機能しているのに，肥満恐怖や摂食恐怖に支配されてしまうために「食べられない」状態になると考えられる。そしてこれは，これから述べるように，肥満恐怖などの発現も含めて摂食行動を食欲という本能に抗って意識で操作している状態と考えられる。このことは筆者が出会った症例

にほぼ共通してみられた AN の徴候発現に関する次のような臨床的事実（稲沼，1999a，Inanuma, 2003）から説明できる。発現順にみていきたい。

■ 発症の契機は「痩せ願望」によるダイエット

　まず発症契機の臨床的事実である。AN の症状はどういうことをきっかけに発現するのか，すべての症例に共通する事象を探ってみた。

　その結果判明したことは，筆者が出会ったすべての AN の症例における発症契機は，人から肥満を指摘されたり，自ら肥満が気になり出したりして痩せ願望を抱くようになり，食事制限つまりダイエットを始めたことであった。これはほぼすべての症例からその事実を聞き出せた（稲沼他，1998，稲沼，1999a，1999b など）。例えば「クラスでダイエットの話が流行っていた，よし自分もと思った」とか「クラスの男子にデブと言われてそれならと（ダイエットを）始めた」とか「みんなより痩せたかった」，「妹と比べて足が太いと思って」，「プールが始まり水着になるから」，「きれいになりたくて」，「体重が少し増えたので4月の身体測定が気になっていたから」などなど，また本人以外の言動では，［どうも友だちから小太りのことを言われたらしい］とか［以前から足が太いとはよく言っていた，家族に隠れて（ダイエットを）やっていたらしい］とか［最近エステサロンのチラシをよく

見ていたと思ったら，食べなくなった］などなど，いずれも痩せ願望によるダイエットであった。なかにはダイエットをしたことをひたすら隠したがった例もあったが，肥満恐怖と体重や体型の認知的歪みを訴えたことからその事実を確認できた。こうした例については，こちらもダイエットをしたことには触れないようにして治療的アプローチを試みていった。

　ところで，ダイエットを始めたときの「肥満」状態であるが，肥満度や標準体重などから決して「肥満状態」にあるとは言えない例が，調べた範囲で半数近くもあった（稲沼他，2007）。なかには既に痩せ状態に属する例もあった。痩せ志向がこどもたちの間でいかに深く浸透しているかのひとつの事実として挙げられる。これには当然ながら，社会文化的要因としての，痩身賛美も強く影響していると思われ，スリム志向の行き過ぎが深刻な問題と考えられる。また影響を受けるのは，昨今の男性も決して例外ではない。男性例については項を改めて提示したい。なお，肥満度は（実測体重−標準体重）/ 標準体重×100で求められ，標準体重は日本小児内分泌学会の HP に「性別，年齢別，身長別標準体重」として記載されている。

　また発症要因の一つとして指摘されている心理的環境要因としてのストレス因についても探ってみた。心理的ストレス因は，心身に明らかに影響を及ぼすような強いものもあれば，それほどでもないものもあると思われる。また，同じ程

度のストレスでも，個人が持つストレスに対する抵抗力すなわちストレス耐性の程度によっても受け止め方や心身の反応は異なるとみられる。だから何らかの病的な心的状態に対して，ある種のストレスが関与しているということは言えても，そのストレスが原因とまでは言い切れない場合も少なくない。そうしたことも踏まえて発症前の心的状態についてみてみた。その結果，明らかに強いストレス因に曝されていたとみられた例は，少数ではあったが確かにあった。例えば，母親と義母との関係がよくなくもめ事が絶えなかったり，両親が不仲で家族そろって晩ご飯を食べることが少なかったり，学校で友だち関係がうまくいかず孤立気味だったりなど，何らかのストレス反応を起こしてもおかしくないと思われた例であった。このようなストレスが AN の発症にどう影響を及ぼしたかについては不明だったが，こうした例でも痩せ願望によるダイエット行動は例外なくみられた（稲沼他，1998）。そして AN の発症はこのダイエット以降であった（稲沼，1999a）。これが，筆者が得た AN の発症契機の臨床的事実である。

　摂食障害の研究で有名な Garner（1993）は AN の病因について，発症を決定づける明確なメカニズムは判然としないとしながら，ダイエットが必ず初期にみられることを明確に指摘していた。ストレス因説が主流のなか，約30年も前に既にこのことを指摘していたことは驚きで，初めてこの文献に触れたときは，「あっ，やっぱり」という感じであったこと

を思い出す。精神的ストレスによる心身症的反応などと安易に結論づけず，分からないことは分からないとして，臨床的事実にもとづいて真相を究明しようとする研究態度には敬服するばかりである。また本邦でも，清水（2008）が，「神経性無食欲症という古典的な病名がいまだに用いられているけれども，この病気は食欲が低下するのではない。こみ上げる空腹を激しい抑制力で制止して我慢していると表現するのがむしろ妥当だと考えられる」とし，「高校生女子の世代を中心に，流行として仲間でダイエットに励み，結果として摂食障害に陥る事例が少なくない」としてダイエットすなわち意図的不食行動が AN の発症に深く関わっていることを指摘している。

■ ダイエット行動は減量運動も加わって強迫的，にわかに高まる強迫的心性

このような痩せ願望によるダイエット行動は，開始後間もなくから強迫的心性が目立つようになった。例えば，「ダイエットやカロリー関係の本を借りて読みあさった。まず穀類を控え，肉類も減らしていった，好きだった菓子類は一切やめた」とか「意識的に食べる量を減らし，カロリー計算も毎回きちんとやった。最初は今までの摂取量より少なければいいと考えていたが，だんだんそれでは気が済まなくなっていった」とか「まず間食をやめ，おかわりもやめて，油脂分

は一切取らないようにして，炭水化物はもとより肉類もだんだん減らしていった，初めはお腹が空いて仕方がなかったがそれでも我慢して続けていった」とか「朝は食べず，給食は友だちの目があるから少しだけ手をつけ，その分夕食は野菜だけにした」とか「ダイエットで一番こだわったのはご飯の量，毎回少しずつ減らしていった，減らすと安心した」，また「お腹が空いてもとにかく野菜中心，これを毎日続けていった」とか「いつも食べていたスナック菓子は禁止にし，ご飯もだんだん減らしていった，おかずは，初めは食べていたが，そのうち食べなくしていった」などなど，ダイエットに対する強迫性や食欲に対する強迫的な抑えつけが目立った。

　また，ほとんどの例で，ダイエットに加え，運動によるカロリー消費も目論んでいた様子だった。「食事制限だけでなく，動いていれば痩せられると思って，ランニングや階段の昇降など夢中でやった」とか「動けばさらに効果があると考え，習い事のスイミングでは休憩せずに時間いっぱい泳ぎまくった」とか「外ではもちろん，家のなかでもとにかく意識して駆け回るようにした」，また「バスケ（部活動）は，休日も登校してみっちりやった」とか「登校は自転車をやめて早足で歩くようにした」といった具合で，ダイエット開始前後から強迫的な運動が目立つようになった。いずれもダイエット効果を補完する運動で，「過剰運動」ないし「減量運動」とみられた。

　また，なかにはダイエットや運動だけでなく，勉強に対し

16

ても強迫的心性が目立つようになり猛勉強をして学年トップ
に躍り出た例や，母親が買ってきた食料品をみて「買いすぎ
だ，無駄だ，節約しろ」などとやや攻撃的に文句を言うよう
になった例，ガス料金や電気料金をみて「使い過ぎだ」など
と家族に対して口を出すようになった例など，「倹約」とい
うか「けち」的心性が目立つようになった例もあった。以
上，いずれもダイエット開始後に目立った臨床的事実であ
る。

　下坂（1961）は，もう60年以上も前に，ANにおいて「け
ち」は必発症状とし，また発症後にわかに目立ってくる態度
として「主知主義，禁欲主義的態度」を指摘している。以上
の症例にみられるようなカロリー計算をきちんとやってのダ
イエット行動や菓子類は一切我慢するといった態度も，確か
に「主知主義，禁欲主義的態度」とみることもできる。

　ダイエット開始後から目立つようになった強迫的心性は，
ダイエット行動が続けられるに従い強まってくる様子で，次
第に生ずる半飢餓状態が強迫性を高めるのかもしれない。

■ 発症した人の性格傾向は強迫傾向

　ところでこのようなダイエット行動を引き起こし継続させ
る人の性格傾向はどのようなものだろうか。筆者が出会った
症例では，ほとんどすべての人に次のような共通点がみられ
た（稲沼，1994，1999a）。具体的には，頑張り屋，几帳面，

生真面目，完璧主義といった傾向で，いわゆる強迫的性格傾向と呼ばれるもので，見方によっては「しっかりしている」，「信頼できる」，「責任感が強い」などと映るようなタイプである。ただ，「頑張り屋」は「負けず嫌い」と評されたり，「生真面目」は「融通が利かない」と評されたりすることもある。その性格傾向の具体例である。いずれも家族や学校のクラス担任などによる評価である。［どちらかというと不安感が強く神経質な方だが言われたことはきちんとやる，至って真面目で頑張り屋］とか［とにかく頑張り屋，あと几帳面で少し完璧主義的な面もあるが，責任感は強い］とか［小さい頃からしっかりしており，何でもきちんとやっていた，親が困ったことはほとんどない］とか［ずぼらを嫌い，何でも頑張ってやらないと気が済まない方］また［気になることにはのめり込んでいくタイプ，こだわりやすく完璧主義的，宿題は夜中までかかっても必ずやっていく］とか［控えめでしっかりしていて優しい，責任感も強く友だちからは信頼されているようだ］，［しっかりしていてクラスのなかでは所謂いい子に属する，運動面ではかなりの負けず嫌いのようだ］とか［おとなしいがかなりの頑固，融通性はあまりない］，［ずぼらな面もあるが，学校ではきっちりしている，頑張り屋で勉強の成績はいつもトップクラス］などなど，概ねこのような性格傾向である。いずれの例も痩身化目的のダイエットを貫徹させやすい性格傾向とみられる。これが，筆者が出会った症例の病前性格傾向の臨床的事実である。

　ANの病前性格傾向については，従来から「勝ち気で強情で熱中性が潜み，それが努力家と表現される」（梶山, 1959），「負けず嫌いで我意が強い」（石川ら，1960），「相当に強迫的である」（笠原ら，1985），「中核となる病前性格は完璧主義と表現されるような人格傾向」（高木，1991）などとされ，松本ら（1999）も12歳以下の年少例の検討から強迫性がほぼ全例に共通してみられたとし，やはり強迫的傾向を指摘している。また，とくに完璧主義的傾向について，Fairburnら（1999）はAN発症のリスクファクターの一つとみている。

■ ダイエット行動への慣れ，一時高まる気分の高揚感，達成感

　このように強迫的性格傾向が関与して痩身化目的のダイエットが開始され，減量目的の過剰運動も加わって，なかば一心不乱に続けられていくなかで，次第に心身ともにこのダイエット行動に慣れ出す様子がうかがえた。その時期はダイエット開始後，早くて1，2カ月，遅い例では約1年近くと個人差が大きかった。例えば，「初めはお腹が空いたがだんだん慣れて平気になってきた，給食もだんだん半分くらいでお腹いっぱいになってきた」とか「最初は40kgくらいでやめるつもりだったけど，40kgになったらやっぱりもう少しと思ってきちゃった」とか「最初のうちはダイエットを強く

やろうとは思っていなかったが，だんだんに強くなってしまった」とか「初めは間食をやめただけだったが，そのうち３食とも食べる量を減らしていった，我慢できないということはなかった」，「ダイエットを徹底するうちになんとなく食べられなくなってきた，そこで本格的に食べないようにした。簡単に実行できた」，また「３kg減ってこれくらいでいいかと思ったが，それほど辛くなかったので，もっと痩せてみようと思った」とか「そろそろやめようかと思ったが，もう少しやってみようという気になってしまった」とか「ダイエットを始めてしばらくの間は辛かったが，我慢を重ねていたら別に食べなくても平気になってしまった」などなど，こうした言動からうかがえた。

　このような状態というか段階は，ほとんど食べていなくても平気でいられる状態で，ダイエットを開始して以降，初めはあったとみられる空腹感の辛さも治まり，身体が徐々に半飢餓に順応させられた状態とみることもできる。そしてダイエットはそれほど辛くもなかったという例が少なくなかった。これをどう捉えるかであるが，ダイエット行動への慣れだけでなく，空腹感の感じ方の個人差なのか，また半飢餓状態になるに従い高まる強迫的心性が空腹感をあまり感じなくさせるのかどうかなど考えられるが，不明である。

　またこうした段階では，ダイエットの達成感やその満足感とともに，気分の高揚感や爽快感がうかがえ，さらなる痩身化を目指す気持ちもみられた。例えば，「初めの目標の45kg

をクリアしたのでうれしくなりもういいかなと思ったが，そのまま続けていたらさらに減ってきたのでますますうれしくなり続けてしまった」とか「それまで通り（ダイエットを）続けていたら体重は面白いように減っていった」とか「体重はさらに減り続け，これがうれしく感じるようになった」とか「野菜や豆腐それにキノコと海藻中心で，簡単に痩せられた，うれしかった，よしっ，次は顔だと思った」といったような言動からうかがえた。このような高揚感や爽快感であるが，ダイエットに慣れてきたこの段階の身体は過剰運動も加わって半飢餓状態にあることから，所謂ランナーズハイにも似た一種の躁状態のようにも思われるが，メカニズムなどは不明である。そして，いずれの症例もこの高揚感や爽快感に浸れるのは束の間の様子であった。

■空腹感が鈍化

そして，このダイエット行動への慣れとともに，空腹感が次第に感じられなくなっていく様子もみられた。例えば，「お腹が空いてないから食べないだけだ」とか「お腹が空かず給食もほとんど食べなくなった」とか「食べたくなくて残すようになった」とか「食べないようにしていたのが次第に食べたくない気持ちになった」，また「ダイエットを続けていたら食欲がなくなってきた」とか「痩せようとして食べなくしていたら，本当にお腹が空かなくなってしまった」とか

「ダイエットを始めて秋頃にはお腹が減った感じがなくなってきた」とか「最初は太るのが嫌で食べないようにしていたのが次第に食べたくない気持ちが出てきた」などなど，いずれも空腹感が鈍化すなわち食欲が感じられなくなる状態で，AN（DSM）の病名「神経性無食欲症」そのものであった。

■抑うつ感，不安感，焦燥感などが発現

そしてこの空腹感の鈍化に伴い，気分の高揚感や爽快感は消え，次第に抑うつ的な気分や不安，焦燥感などが目立つようになり，心理的に不安定になってくる様子がみられた。例えばそれぞれ家族によると［メソメソすることが増え，神経過敏になってきた］とか［泣いたり騒いだり感情の起伏が激しくなった］とか［食事がまずいと怒りだし，まったく食べなくなった］とか［学校で何があったか分からないが，友達とも遊ばなくなったようだ］，［イライラすることが目立つようになった］，［毎朝学校に行きたくないとぐずるようになった］，［イライラするのか言い返してくるようになった］，［友達関係がうまくいかない様子で，短気になり，今なんて言ったのと聞き返すと怒るようになった］，［元気がなくなり友達とうまくいかないことをよく口にするようになった］，［CDも買わなくなりTVも見なくなってしまった］などといった様子で，またそれぞれ本人からは「優柔不断さがひどくなった」とか「あたしが食べないことでみんなが悲しく

なっているのを見るのが嫌だった」とか「食事が近づくと気持ちが暗くなった」などの言動からうかがえた。そしてこのような感情の不安定さは体重のさらなる減少つまり飢餓状態が進むにつれ、さらにひどくなっていった。例えば、［食事になると決まってメソメソし出すようになった］とか［毎晩のようにメソメソ泣き出すので食卓の雰囲気が悪くなった］とか［夕食後はとくに機嫌が悪くなり、泣き出すようになった］、［食べないこととか体重のことをちょっと聞いただけで怒り出すようになった］、［出来上がったばかりのカレーを流し台にぶちまけた、手がつけられない］、「イライラした様子で食パンを細かくちぎってこねくり回していた」などかなり深刻な様子で、また本人たちも「なんか分かんないけど悲しくて悲しくて一日中泣いていた」とか「夕方になるとなんかイライラして当たり散らしたくなった」、「なんか些細なことで怒りだしてしまう」など、かなりの感情の不安定さがうかがえた。こうした心理的背景について探ってみたが、これほどの状態になるような心理的ストレスはほとんどうかがえなかった。もちろん先にも述べたようにストレスとなるものやその受け止め方は個人によって異なると思うが、どうも心理的にストレスとなるような出来事があってこうなったというよりは、個人内での変化、つまりダイエットがもたらす半飢餓状態の影響とみる方が筆者にとっては自然であった。だから友人関係など対人関係がうまくいかないなどは、本人がこういう状態になったからと考える方が合理的であった。つま

り普通だったら特段気にならないことも，このような心理的不安定さから，例えば友だちのちょっとした言動に過敏に反応してネガティブに受け取ってしまうことでさらに落ち込んでしまう，このような心理的メカニズムもあるのではないかと考えられる。

ところで，人が飢餓状態に曝された場合の心理面への影響について調べた有名な実験研究がある。第二次世界大戦末期にアメリカで行われた「ミネソタ飢餓実験」（Garner, 1997およびWikipediaより）で，実験に志願した健康な成人が低カロリーの食事と運動により長期間半飢餓状態におかれた際の心身への影響が調べられた。その結果，心理面では，うつ，時折の高揚感，気分のむら，焦燥感，不安感，無気力などが引き起こされ，また集中力や理解力，判断力の低下もみられたという。

ANも身体面からみれば半飢餓ないし飢餓状態である。ただANの場合は，痩せることを目的に強迫的な食事制限と運動によって自らの意思で作り出してしまう半飢餓状態，言わば自己誘発飢餓とみられる。一方実験では，いくら「志願者」といえども半飢餓状態にさせられるわけで，動機付けという点ではやや異なるかもしれない。しかし双方とも半飢餓状態が心理面に及ぼす影響はほとんど同様とみられ，ANの症状や成立のメカニズムを追求するにあたって極めて参考になる実験結果と思われる。

Garner（1997）もこのミネソタ飢餓実験を紹介する項の前

書きで，「摂食障害の理解において最も重要な進歩の一つは，重度で長期にわたる食事制限が深刻な身体的および心理的な合併症を引き起こす可能性があるということである。かつてANの基本的特徴と考えられていた症状の多くは，実際には飢餓の症状である」と述べている。じつに重要と思われる指摘で，筆者にとっても「我が意を得たり」であった。

　また本邦でもANに関して飢餓状態を重視した論文がある。まだANの研究が初期段階であった頃の梶山（1959）によるもので，ANの病因については明らかにすることはできなかったとしながら，治療については栄養の改善と患者の心構えの改善にあらゆる努力がなされるべきとし，精神療法は栄養の改善がなされた上でするべきとした。まさしくANの本質を突いたアプローチと筆者には思われた。それと臨床心理士である筆者が言うのも何かおこがましいが，分からないことははっきり分からないと言う，この真摯な研究態度に尊敬の念を抱いた。

■体重は次第に顕著に減少

　さて，話を発症経過に戻そう。数カ月間にわたって強迫的なダイエットや過剰運動が続いてくると次第に減り出した体重はやがて顕著に減少する。この時期はダイエット開始後早くて2カ月くらい，遅いと1年数カ月くらいとこれも個人差があった。その例である。以下ダイエット開始時

の体重→最減少時の体重（減量した分，肥満度）で提示し
てみる。36 kg → 27 kg（ -9 kg， -28.5%），46.5 kg → 35.0 kg
（ -11.5 kg， -23.8%），39.5 kg → 32.2 kg（ -7.3 kg， -26.6%），
48.0 kg → 36.4 kg（ -11.6 kg， -22.5%），40.0 kg → 28.5 kg
（ -11.5 kg， -31.0%）などで，肥満度はいずれも -20% を
切っていた。さらに重症例では 57.0 kg → 26.0 kg（ -31.0 kg，
-48.2%）や 42.0 kg → 25.5 kg（ -16.5 kg， -44.5%）という例
もあった。

　参考までに体重の減少度合いの例をグラフ化すると次のよ
うになる（図 1，図 2）。

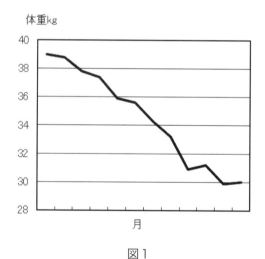

図 1

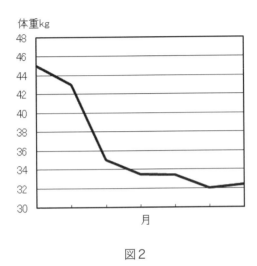

図2

　ダイエット行動が日々強迫的に継続されるにつれ，体重は
じわじわと時には急激に減少していく様子が見て取れると思
う。また肥満度が−40％を下回るようになると，頰はこけて
目は窪んで，顔つきは，表現は悪いが，ほとんど老婆様に
なってしまう。

■食へのこだわりが発現

　この顕著な体重減少つまり飢餓状態に陥るに伴って，AN
を特徴付ける心理面での主な症状が発現してくる。まず食へ
のこだわり（preoccupation of food）である。これは，いつも

食事や食べ物のことが気になって気になって仕方がないといった強迫観念にも似た状態である。例えば、「頭のなかはいつも食べることばかりだ」とか「今日は何をどれくらい食べるか，朝からこのことばっかり」とか「好きな食べ物を想像しただけで本当に食べちゃう気がする」、「どうしても晩ご飯のおかずが気になってしまう」、「自分のなかでは食べたくて……」、「どうしてもお菓子を買いたくなってしまう」といった内容で、また家族の目には［いつも料理の本ばかり見ている］とか［最近スーパーの食べ物の広告をよく見ている］とか［人が何を食べているのか気になって仕方がない様子だった］、また［行っても食べないくせにレストランに行きたがる］とか［デパ地下の試食販売コーナーを通りがかった際，思わず手が出た，すぐ引っ込めたが］とか［スーパーに一緒に行くといろんな食品を手にとって，さも食べたそうに見ている，その様子を店員がチラッと見ていた，こっちがヒヤヒヤした］、［自分（母親）に家の中の食べ物を隠すようにと指示してきた］といった内容である。

　体重が顕著に減少するこの時期は，身体は半飢餓ないし飢餓状態に陥っていることから，食へのこだわりというこの現象は，身体が自身を守り生命を維持するため意識に対して摂食行動に駆り立てる一種の「生物的防御反応」とも考えられる（稲沼，1999a）。

■摂食衝動，過食衝動，過食行動が発現

　そしてこの食へのこだわりは，摂食衝動，時に過食衝動として自覚されるようになり，過食行動が発現するようになる。例えば「食べ始めるとその辺にあるもの何でも食べたくなる，満腹感がまったくない」とか「どんどん食べたくなってしまう，過食症が心配」とか「食べ出すと止まらなくなってしまう，病気が治ってもこの食べ方が続いたらどうしよう」とか「食べたくて食べたくてしょうがない，あたし一体どうなっちゃったのか」，「この頃食べたい食べたいで食べてしまう，お腹がいっぱいのはずなのに食べちゃう」，「この前，家に一人でいたとき，どうしても食べたくなって1時間くらいお菓子を食べまくってしまった，やめようと思ってもダメだった」，「出された分を食べ終えるともっと食べたくなる，我慢ができない，これって過食症？」，「（料理は）見た目少ない方を取るくせに食べ出すとおかわりしてしまう，家族が残した分まで食べてしまう」，「おかずを食べるのが止まらなくなる，頭では分かっているけど抑えられない」，「ご飯茶碗は小さめだとは思うが，おかわりが3杯目にいきそうなときは母親に止めてもらう」などなど，またそれぞれの家族の目からは［食後なのに冷蔵庫を開けたり閉めたり食べたそうにしている］とか［ちょっとでもいいからと説得しながら食べさせていくと，今度は底なしのように食べ出す］とか［どうも夜中に起き出して食べているようだ，家族が残した

分がなくなっていた］，また［夕食を決められた分食べたのに夜9時頃にまたご飯を，それも炊飯器から手づかみで食べていた，注意したら怒りだした］とか［どうも家族に隠れて食べているみたい］，［夕食後に隠れて大きい焼き芋を3本食べたみたい］といった具合で，いずれも痩せたいという意に反して大食いしてしまう様相であった。

　本章の初めにも述べたように，この衝動は，言わば身体の生命維持装置（生命維持プログラム）が，身体的疾患でもないのに飢餓状態すなわち深刻な低栄養状態になってきたことを危険水域に入ったと深刻に受け止め，生命維持を目的に緊急出動し，何としてでも摂食するよう自身の意識に強く働きかけるというか命令するような現象ではないかと筆者は考えている（稲沼，2013）。また本人自身の感覚からすれば，おそらく，身体の奥底から湧き上がってきて理性でコントロールできず身体に操られているような感覚，つまり食べるように仕向けられているような感覚と思われる。だからなかには以上のように食べ始まると止まらなくなって大食いしてしまう例も出てくる。こうした摂食衝動というか過食衝動に伴う過食行動は，対象としたANの約60％にみられた（稲沼，2013）。

　実は，筆者はANの発症経過におけるこの現象が過食症すなわち神経性大食症（Bulimia Nervosa）の大きな発症要因ではないかと考えている。これについては過食症の項で改めて詳しく述べたい。

■肥満恐怖が発現

　摂食衝動，過食衝動そして過食行動の発現に続いて，AN
の典型的な症状の一つである肥満恐怖が発現してくる。こ
れは太ることに対する不安という生やさしいものではなく，
「太っちゃう，どうしよう」といった強度の怯えのような恐
怖感で，摂食に対する恐怖も併せもったものとみられる。例
えば，「一口でも食べるとあとで一気に太るんじゃないかと，
怖くて……」とか「食べようとするとリバウンドの恐怖に襲
われる，怖くて食べられない」とか「太ることが怖くて反射
的に妹の食事量より少なくしてしまう」とか「（頻繁に体重
計に乗って）体重が100ｇでも増えると怖くなった」，また
「（病気を治すために）食べようとしても怖くてどうしてもブ
レーキが掛かってしまう」とか「以前のように太めになる
のが怖い」，「40ｋｇが安心できる体重だ，これ以上は絶対や
だ」，「もし太ってしまって大人になって痩せることができな
かったら，と考え出すともう食べることが怖くなってくる」，
「病気が治ってもこのままどんどん食べることが続いたらど
うしよう」などなど，かなりの恐怖感とみられる。またそれ
ぞれの家族によれば［いつも怯えたように「食べると太る」
と独り言を口走っている，目つきも異様だ］とか［肉の脂身
など油脂分を避ける話になると怒り出す，これでいつも食卓
の雰囲気が悪くなる］とか［ドレッシングもノンオイルでな
いと怒り出す］，［家族の肉野菜炒めを作った菜箸で本人の茹

で野菜をつまんだらいきなり怒りだした], [体重のことを言ったら食べていた野菜サラダをいきなり投げつけてきた], [食事のたびにイライラし, 食べ方が極端に遅くなる], [ご飯のおかわりを欲しがるのでよそってやったらそれを食べた後で今度は何で食べさせたと怒りだした, もう手がつけられない] などなど, 体重が増えることに怯え, そのストレスから家族に当たり散らす様子で, 家族も相当にストレスフルと思われた。

　ここでこれまでの経過を少し振り返っておきたい。病前性格として強迫的傾向をもつ人が, 痩せ願望や肥満に対する不安からダイエットを始め, 減量運動 (過剰運動) も加わって強迫的に継続させていく。次第に強迫的心性が高まり, また心身共にダイエット行動に慣れ出す。体重は少し減少し半飢餓状態となり, 達成感や爽快感など気分の高揚感が発現する。しかしそれは束の間で, 体重減少が続くなかで気分は落ち込み, 抑うつ感, 不安感, 焦燥感などに駆られるようになる。そしてさらなる体重減少つまり飢餓の進行とともに「生物的防衛反応」と考えられる「食へのこだわり」が発現, 痩身追求の強迫的心性のなかで肥満に対する不安が今までにも増して高まる。ダイエットはさらに続けられ体重は顕著に減少, 身体は飢餓状態となり強い摂食衝動や過食衝動を自覚するようになる。そして肥満に対する不安や「太っちゃうんじゃないか」といった疑念が激しくなり, 恐怖症的状態にな

る。この段階は，意識レベルでの痩身追求と身体レベルでの
摂食衝動とのせめぎ合い，つまり激しい葛藤状態にあると思
われる。だから摂食衝動に駆られるほど「太っちゃう」と
いった恐怖感すなわち肥満恐怖が誘発されるのは当然と言え
ば当然である。また過食衝動によって意に反して過食してし
まうこともこの肥満恐怖をエスカレートさせるとみられる。

　このように肥満恐怖が発現し恐怖感に支配されるようにな
ると，痩身追求はこの恐怖を回避することが目的になると考
えられる。

■ 体型や体重，摂食量の認知的歪み，そして病識のな さも発現

　そしてこの肥満恐怖の発現と前後して，体型や体重また
摂食量などの認知的な歪みが発現する。例えば体型や体重
では，肥満度が−30％を切って明らかに病的な痩せ状態すな
わちるい痩状態なのに「まだ太っている，もっと痩せなけれ
ば」とか「顔もでっかいし，足もこんなに太くて恥ずかし
い」とか「（太ももを）自分で見るとやっぱ太いじゃんとし
か思えない」とか「ご飯を少し食べた後で鏡を見ると，どう
しても太ったと感じてしまう」とか「（ほんの一口ご飯を食
べただけで）顔が大きくなった気がする，体が太った気がす
る」，「みんなから細いねーと言われるけど自分では太いとし
か思えない」，「（痩せ具合は）自分ではそんなに異常だとは

思わない，これくらい普通でしょ」など，また「鏡で見てもそんなに痩せてるとは思わない，顔はまだぽっちゃりだし」とか「自分でもガリガリのはずとは思うけど，鏡を見るとどうしても太って見えちゃう」などで，またそれぞれの家族の目には［これだけ痩せているのに太っていると思ってるみたい，太ってないよ，ガリガリだよと言っても本人はそんなはずないときっぱりと否定する］とか［顔だけはどうしても太って見えちゃう，なんとかしてくれと泣いて暴れた］とか［こんなに痩せてガリガリなのに平気でプール授業に参加していた，周りの子たちはどう思ったことか］といった具合である。これはいわゆる「ボディーイメージの障害」と言われる現象とみられ，自身の痩せ具合や体型を客観的に認識できていない状態と言える。またこのように，るい痩状態を否定するとか「どうしても太って見えてしまう」というように認知が歪んでしまうというよりは，痩せ具合がよくつかめないとか鏡に映してもよく分からないといった，どちらかというと認知的鈍麻と言う方が適切な例もあった。筆者の経験では，むしろこちらの方が多かった。例えば「鏡を見ても痩せ具合がつかめない，足の太さもよく分からない」とか「顔と足の痩せ具合がよく分からない」とか「鏡を見て骨張ってるなとは思うけど，本当のところどれくらい痩せているのかが分からない」とか「足が太いのか細いのか，なんかよく分かんない」，「誰からも痩せてると言われるが，自分ではピンとこない」，「目が窪んでるよと言われるたびに鏡を見るが何回

見てもそうかどうか分からない」，「痩せ具合は体重計に乗らないとよく分からなかったが，体重計に乗ってもピンと来なくなった」，「体重計の数値を見ても痩せてるかどうかがよく分からない」，「周りから，どうしたのそんなにやつれちゃってと言われたが，自分ではそうかなーという感じだった」などからうかがえる。

またこうした認知的歪みや鈍麻は摂食量においてもみられた。例えば「目の前の食事が多いのか少ないのかよく分からない」とか「どれくらい食べたらよいのかよく分からない」とか「食べる量が分からないから人より少なく食べてる分には安心した」とか「食べる量の感覚がつかめない」，「ご飯やおかずの量がつかめずどうしても多いと思ってしまう」，「食べる量が分からないから，妹が普通に食べ，自分はそれより少ないと安心した」といった内容で，またそれぞれの家族からは［どうも食べ物の量がつかめないみたい］とか［食事のたびにどれくらい食べていいのか分からないと泣き騒ぐ］とか［サイズが多少ばらつく近所のベーカリーの自家製ロールパン，このパンのサイズが目視で分からず秤にかけて一番少ないものを取りたがる］，［パン少量でもたくさん食べちゃったと言って騒ぎ出す］，［幼児用の茶碗だとなんか安心するみたい］といった様相である。

こうした認知的歪みないし鈍麻は，痩せ具合を判断する体型や体重，また痩せるための主な手段であるダイエットにおける摂食量など，いずれも強迫的心性下における痩身追求の

なかで，強迫的にこだわった事柄で発現している。例えば，足の太さにこだわり続ければ，細くなったのかどうかが分からなくなり，頻回に鏡を見て顔の大きさにこだわり続ければ大きいのか小さいのかが分からなくなり，一日に何回も体重計に乗って針の動きや数値を見ていると体重が減ったのかどうかが分からなくなる，また何としてでも痩せなければと摂食量にこだわり続けると食事量の多少の感覚が分からなくなってくる，といった具合である。つまり強迫的痩身追求のなかで強迫的にこだわった対象の認知がうまくいかなくなる現象とみられる。こうした認知的歪みが発現する具体的なメカニズムははっきりしないが，以前ある知人が言っていたことを思い出す。「近所で泥棒が入ったことを聞いて，心配になってそれから毎晩，寝る前に，玄関の鍵がちゃんと閉まっているかどうか何度も見て確かめるようになった。そしたらだんだんに，見てもちゃんと閉まっているという確信が得られなくなり，『もしかして閉まってないような』感覚に襲われ，確認することがエスカレートして，さらにその感覚が強くなってしまった」とのことだった。このような現象と似ているように思われるが，どうだろうか。

　そして，こうした認知的歪みに似た現象として，自身の状態が客観的に把握できなくなる現象，つまりるい痩著明で明らかに病的状態であるにもかかわらず「自分は病気ではない，異常ではない」という自己認識，すなわち「病識欠如」も発現する。例えば，「(肥満度−35％のるい痩著明にもかか

わらず）自分は病気ではない，普通です，なんで病院に来なければならないのか分からない」とか「別に病気とは思っていない，ぜんぜん困ってません」とか「少しは痩せているのかもしれないが，病気という程ではないと思う」など，また家族からは［ひどく痩せているのに食べなくても大丈夫と言っている］とか［食べないし，顔つきも頬がこけて，生理ももうずっとないようなので，病院に行こうと言ったら，なんで？　あたし普通だよと返してきた］といった具合である。これは自身の心身状態を客観視できない状態で，一つには強迫的痩身追求のなかで強迫的心性が強まるほどに認識の主観性が強くなってしまい，その結果，自身の状態を客観視できなくなる，つまり精神的な視野が狭くなってしまう状態が考えられる。あとは，例えばANのなかには脳が萎縮してしまう例もあるように，慢性的低栄養状態が脳の情報処理に対しても何らかの影響を及ぼすことがあるのではないかと筆者には思われる。

■強迫的痩身追求行動はさらに激化

　痩身追求がエスカレートし飢餓状態が進行するなか，摂食衝動や過食衝動，過食行動が発現，そして肥満恐怖が発現，さらに痩せ具合が分からなくなってしまうという状態になると，それまでの痩身追求は肥満恐怖を回避することに目的が変化して，痩身追求行動はさらに激しくなっていくようであ

る。例えば、「万一、夕食の量を少なくできなかったらと思うともう居ても立ってもいられず、あらかじめお昼の量を抑えてしまう」とか「食べ過ぎなかったかどうか心配で心配で母親に聞かずにはいられない」とか「食事のたびにカロリーがどうのこうのと考えてしまい嫌になって疲れちゃう、でも考えずにはいられない」、「食後の運動がもう気になってしょうがない」、「どうしてもダイエットに関心がいってしまう」、「食事が近づくとメニューがやたら気になり出す、落ち着かなくなる」、「食べると体重を量りたくなる、何回も何回も量ってしまう」といった様相である。また家族の目には［体重が気になって仕方がない様子］とか［食事のたびにイライラし出し料理の油脂分を取り除く、そしてとにかく残さないと気が済まないようだ］とか［食事といえばカロリー計算しやすいように、ゆで卵や鶏胸肉、カニかま、キノコなど料理素材を単品で組み合わせたものだけ、調理加工したものは一切食べなくなった］とか［無意識にカロリーの高い食品を取り除いているみたい、指摘するとハッと気づく様子］、［前にも増して食べなくなった、甘いものはまったく食べない、クスリの糖衣錠もダメ］、［この頃、体重を量ってばかりいる、この前は増えてもないのに太ったと思い込んで騒ぎ出したので体重計を隠した］、「焼き魚の油脂分をティッシュで拭き取り、そのティッシュをその辺に散らかしたりして、食べ方が汚くなった」などなど、痩身追求行動は激しくなり異常な様相を帯び出す。摂食衝動に駆られ、肥満恐怖に襲われ、痩せ

具合や摂食量もつかめなくなってしまう，こうなるとほとんどパニック状態に陥り痩身追求行動はますます止められなくなり，結果，こうした痩身追求の激化につながるのではないかと考えられる。

■なかには過活動も発現

　ところでこの痩身追求の激化とかぶるように，症例によっては，落ち着きがなくなり，やたらに動き回っているといった現象が見られるようになる。例えば，「食べると動きたくなる」とか「そこら中歩き回らないと気が済まない」とか「どうしても動きたくなる，動くのを我慢するのが辛い」とか「(食後に) なんで小走りしてしまうのか自分でもよく分からない，これを止めろと言われるのが辛い」，また「食事が近づくとなんか動き回ってしまう，止めろと言われるがどうしても止められない，生活のリズムが決まっちゃっているからその時間になると自然とからだが動いちゃう感じ」，「やらなくてもいいからとにかく動くなと言われてるけど，朝早く起きて洗濯や片付けなどやりまくってしまった，どうしても我慢できなくて，気がついたら動いていた」，「どうしても動きたくなる，体が勝手に動く感じ」といった様相で，またそれぞれの家族の目には［落ち着いて座っていることができない］とか［いつも小走り状態，見ていてなんかおかしい］とか［いくらか食べるようになったがやたらに動いている，

動いていないと気がおかしくなりそうと言っている］，［家の中では走りまくっている，これを注意するとキレる］，［動きたくてしょうがないらしい］と映る現象である。

　過活動（excessive activity）と呼ばれるこの現象は，AN（DSM）の診断基準には挙げられていないが，古くから「空元気」とか「運動促迫」などと呼ばれてきた。出現頻度は，筆者が調べた範囲では約56％で，やはりすべての AN にみられるわけではなかった（稲沼，2008）。ただ，この過活動は，ダイエットを補完する意味で過度の減量運動も行われていた例の約75％にみられた（稲沼，2008）。このことから，過活動の発現のメカニズムとして，一つには肥満恐怖の発現でダイエット行動が激化するのと同様に，減量運動もますますやめられなくなることが考えられる。しかし，ダイエット開始時からとくにこれといった減量運動がみられなくても発現した例や，「動かないようにしていても自然と体が動いちゃう」とか「気づくと動いている」，「体が勝手に動く感じ」といった様相，さらには痩せ願望以外の拒食性の摂食障害，例えば後述するような「もし吐いたらどうしよう」といった不安から強迫的な不食行動に走るうち嘔吐恐怖の発現で食べられなくなる例でもみられることがあり，また AN の古典例とされるラセグ（Lasègue, 1873）の報告例でも「既定の事実として，栄養量の減少が筋力を弱らせるどころか，活動能力を増大させる傾向にある」（邦訳：本城ら，1992）との記載があり，同じく古典例とされるガルの報告例（Gull,

1874）（邦訳：清水，1992）でも，17歳のA嬢について「落ち着きがなく活動的であった」とし，また18歳のB嬢についても「非常な痩せと外見上の衰弱があるにもかかわらず，奇妙な落ち着きのなさが見られ，それを自分では抑えられないと語った」とされており，以上のメカニズムだけでは説明できない。ミネソタ飢餓実験でも身体の活動性が高まった例もあり（Garner, 1997 より），また ANの急性期では食事制限と不安徴候が相乗効果的に身体の活動性を高めるという報告（Holtkamp K. et al, 2004）もあることから，過活動の発現にはおそらく半飢餓ないし飢餓状態が関与している可能性が高いと考えられる。

■痩身追求行動はほとんど反射的に

　そして次第に，ダイエット開始以降，自らの意思で強迫的にこだわってきたカロリー計算とかご飯の計量，減量運動といった痩身追求行動が「反射的」色彩を帯びてしまうという現象が発現する。例えば，「食事になると頭のなかで勝手にカロリー計算が始まる」とか「自分だって辛くてもうこだわりたくないんだけど，食事になるとパンの重さを量ってしまう，量らないと気が済まなくなりどうしてもやってしまう，ご飯の量も反射的に妹の量より減らしてしまう，やめようと思ってもやっちゃう」とか，「食べなければ治らないことは分かったけど，食事になるとどうしても食べなくしてし

まう，カロリー計算も辛くてやめたいんだけど，食事になるとどうしてもやってしまう，なんか気がつくとやってしまっているという感じ」，「食べないで動いていたのがなんか癖になってしまった感じ，気がつくと動いているという感じ，でも疲れはあまり感じなかった」，「ご飯減らしはどうしてもやっちゃう，なんでやっちゃうのか自分でもよく分からない」，「パンの（サイズの）見比べはまだやっちゃう，おかずなんかではそうでもないのにパンとなると反射的にやっちゃう」，「カロリー計算がやめられない，気がつくと計算し終わっている」，「カロリー計算をやめるように言われたがどうしてもやってしまう，やらないとかえってこだわってしまうのでやってしまう，でも計算で得られたカロリー値は高くても気になるのはその時だけ，なんか癖でやってるみたい」，「揚げ物の衣は無意識に取っちゃうみたい，あまり自覚がない」，「体重が増えないような行動をどうしてもとってしまう，いつもの時間，いつもの場面になると，いつものようにやってしまう」といった様相である。また家族の目には，［見てるとご飯の計量は機械的，食べるときのしきたりみたい］とか［どうしても（食べ物の）量を比較してしまうらしい，反射的にやってしまう様子］，［いつものダンベル運動は父親が緊急入院したときでも取り憑かれたようにやっていた］，［決まり切ったように肉の脂身ははねのけ，食事をいつも一定量残す］，［食後の体重測定はどうも癖になってる様子］といった様相である。

　こうした「反射的」なこだわり行動は，「いつもの時間，いつもの場面になると，いつものようにやってしまう」と症例の一人が言っているように，反復的，常同的，機械的な様相を併せ持ち，また「やってしまう」，「気がつくとやっちゃってる」，「どうしてもやめられない」と半ば意に反してやってしまう様相から，本人の意思でコントロールすることがかなり困難な行動とみられる。肥満恐怖に襲われ，痩身追求の激化のなかでのこうした行動，本人たちの表情には，もうどうしていいか分からないといった困惑感，自信喪失感，自己否定感的なものがうかがえた。

臨床的事実としてのANの発症経過が意味すること

【要点】

- AN の発症経過をまとめてみると
- 発症経過全体を俯瞰してみると強迫性障害の発症様相に似ている
- 身体面から見れば明らかに自己誘発飢餓
- 深刻な弊害の一つ，思春期例での成長抑制現象
- 女子がかかる病気のようだが，男子例もある

■ ANの発症経過をまとめてみると

　臨床的事実としてのAN の発症経過をまとめてみると次のようになる。まず自らの体型で肥満が気になり出したり，人から肥満を指摘されたりして，肥満に対する不安が出現，痩せ願望を抱くようになり，なかば密かにダイエット行動（痩身化目的の意図的不食行動）を始める。なかには，明らかに肥満ではないのに，よりいっそうの細身を求めて始める人もいる。そして AN を発症させてしまう人には共通する性格傾向（病前性格傾向）があり，目立つのは，頑張り屋，几帳面，生真面目，完璧主義，負けず嫌いといった，いわゆる強

迫傾向である。この性格傾向が関与して，食欲に抗って主食を減らしたり，油脂分を除去したりと，摂食量や食事内容にこだわって日夜懸命にダイエット行動が続けられていく。またほとんどの例で，ランニングや階段昇降などダイエット効果を補完する減量運動（過剰運動）も行われる。そして頻回に体重計に乗ったり，鏡を見たり，カロリー計算に徹したりと，にわかに強迫的心性が高まり出す。この強迫的心性は他の精神面でもうかがえ，人によっては勉学に熱心になったり，経済観念がやたらに強くなって「けち」的心性が目立ってきたりする。次第に体重は少し減少し，身体的に半飢餓状態になるに従い，心身共にダイエット行動に慣れ出す。気分的にも「やったー」といった達成感や高揚感に包まれるようになり，「もうちょっといけるかも」とダイエット行動はさらに続けられていく。しかしこうした高揚感は束の間で，次第に空腹感が鈍くなり，抑うつ感や不安感，焦燥感が発現し，精神的に不安定になってくる。これらは既に述べたようにミネソタ飢餓実験でもみられた飢餓化に伴う心性とみられる。やがて体重は顕著に減少し出し，飢餓状態に陥り，いつも食事や食べ物のことが気になって仕方がないといった「食へのこだわり」が発現する。これはおそらく身体が飢餓から身を守るための「生物的防御反応」と考えられ，飢餓起因とみられる。そしてこの食へのこだわりは，摂食衝動，時に過食衝動として自覚されるようになる。それは意に反して摂食に激しく駆り立てられるような感覚で，理性でコントロール

することが難しく，食べ出したら止まらなくなったり，意に反して大食いしてしまったりと過食行動を発現させ，摂食行動のコントロールが極めて困難になっていく。そしてこのような痩せ追求と摂食衝動とのせめぎ合いのなかで，「リバウンドしてしまうのではないか」，「太ってしまうのではないか」といった疑念が強まり肥満に対する不安がエスカレート，強迫的心性も関与して次第に AN の典型的症状のひとつである「肥満恐怖」が発現してくる。この恐怖は，強迫的痩身追求行動を続けるなかで発現してくる食へのこだわりや摂食衝動，そして過食行動などが関与し，それまでの肥満に対する不安が般化して恐怖と化したものと考えられ，摂食に対する恐怖も併せもったものとみられる。この肥満恐怖であるが，痩せ願望とほとんど同列に発症要因として組み込んでいる説もあるようだが，肥満恐怖は以上のように発症に伴って発現してくるもので，発症前にあるものはいわゆる「痩身賛美」に影響を受け，自らを振り返って抱く「肥満不安」というのが筆者の得た臨床的事実である。そしてこの肥満恐怖に支配されるようになると，痩身追求行動はこの恐怖を回避することが目的になってしまい，ますます激しくなっていく。そして肥満恐怖の発現と前後して，痩せ具合が鏡で見てもつかめなくなったり，太って見えてしまったり，食べる量の感覚が分からなくなってしまったりなど，ダイエット行動で強迫的にこだわってきた対象の認知がうまくいかなくなってしまう認知的歪みないし鈍麻が発現する。こうなると痩身追求

46

の手掛かりが失われ増大する肥満恐怖と相まって，ダイエット行動つまり痩身追求行動はやめようにもやめられなくなっていっそう激しくなっていく。また，かなりのるい痩状態で誰もが一見して病的状態と分かるにもかかわらず，「私は普通です」といったように自身の状態把握の客観性が失われるなど精神的視野が狭まり，病識がほとんどなくなってしまう。さらに落ち着きがなくなり，動き回ってばかりといった過活動も発現する。これはひとつにはダイエットを補完する意味でやっていた減量運動が肥満恐怖の発現でますますやめられなくなってしまうことが考えられるが，減量運動がみられなかった例でも発現していた事実もあることから，飢餓が関与した現象とみることもできる。そして痩身追求行動は激しく繰り返されるに従い学習強化され，次第に「いつもの時間，いつもの場面になると，いつものようにやってしまう」といったように「反射」的色彩を帯び，意思でコントロールすることが困難になってしまう。そして抑うつ感や焦燥感などを引きずったまま自己コントロールの不全感から自信喪失感や無力感に支配されるようになる。以上が筆者の臨床経験から得られた臨床的事実としてのANの発症経過である。だから自尊感情や自己肯定感が低く自信が持てず対人関係もうまくいかないなどは，ANを発症させるリスク要因というよりは，こうした感情に支配されてしまうからではないか，つまり発症に伴う結果ではないかと思われてならない。また筆者の臨床経験では，体重が回復していくと心身機能は改善

し，自信がついて，ネガティブ思考であった対人関係も改善されていくケースが目立った。これについては項を改めて少し詳しく述べてみたい。

■発症経過全体を俯瞰してみると

　要するに AN は，肥満に対する不安から痩せ願望を抱くようになり，強迫的な病前性格が関与して食事制限や減量運動など痩身追求行動を強迫的に続けるうち肥満恐怖が発現，また痩せ具合もつかめなくなり，痩身追求行動は恐怖回避でエスカレートしていくうち次第に反射的になって意思によるコントロールができなくなってしまう現象と考えられる。摂食行動でみれば自らの意思で食べなくしていたのが肥満恐怖の発現で食べようとしても恐怖で食べられなくなってしまう現象，また痩身追求行動でみれば，自らの意思で強迫的にやってきた追求行動が肥満恐怖の発現でやめられなくなりエスカレートするうち追求行動に支配されてしまう現象とみることができる。つまり，AN は痩身追求を強迫的に続けるうち，痩身化と引き替えに追求行動を意思でコントロールすることが困難になってしまう現象ともいえる（稲沼，1999a）。

　このように AN の発症経過を俯瞰してみると，どうも強迫性障害の発症様相に似ているように思われる。例えば，AN の発症経過の認知的歪みの発現の項で少し触れた「施錠の確認強迫」。元来不安が高くやや強迫的性格傾向をもった人が

近所の不審者情報を耳にしてから，それまでもやっていた施錠の確認を念入りにするようになる。しかし毎晩きちんと確認するも不安感はむしろ高まるばかりで，何度も確認するようになってしまった。ある晩，いつものように確認後，ベッドに入ってからふっと「もし閉まっていなかったら」といった疑念と共に恐怖感に襲われるようになり，起き上がって再び確認しに行くようになった。それ以来，施錠確認行為はエスカレート，そのうち鍵を見ても施錠されているとの確かさが得られなくなり（おそらく認知的歪み），いつまでも確認し続けてしまうというように確認行動に支配されてしまう，つまり不安回避から強迫的にやってきた施錠確認行動に囚われてしまうというものである。それと，例えば手洗い強迫。やや潔癖気味でやはり不安感の強い人が普段からやっていた帰宅後の手洗い。そこに降って湧いた新型コロナウイルス。メディアから頻回に流れる手洗いやマスクなど感染防止の徹底呼びかけ，そして感染者数，死者数，第何波といった情報，自分ももし感染したらといった不安が日々募ってくる。手洗いは念入りになり時間や回数がエスカレート，やがて感染不安は疑念となり恐怖となって手洗いは頻回に繰り返されるようになり，次第にやり出すとやめられなくなってしまう。つまり感染予防という不安回避でやっていた強迫的手洗い行動に囚われてしまうのである。

　このように，ANも施錠確認強迫も手洗い強迫も，不安回避行動を強迫的に続けるうち，当該不安が般化し恐怖状態と

なって不安回避行動がやめられなくなりついには囚われてしまう，つまり強迫行動の制縛化（囚われ現象）という点で共通しているように考えられる。

　要するに AN の発症経過は，基本的に不食を伴う強迫行動の制縛化ということで説明することができ，それは強迫性障害（OCD）に酷似していると考えられる（稲沼，2003）。

　AN など摂食障害と強迫性障害との関連性については，海外では現象学的見地から関連があるとされ論文やモノグラフで少なからず指摘されている。例えば，食に対する強迫的なこだわりや反復的なカロリー計算を強迫性障害とみなす報告（Rothenberg, 1990）や AN が強迫性障害の一種なのかどうかはまだ明らかでないとした上で，多くのデータからかなりの強迫的症状を示すことが示唆されるという報告（Kayeら，1993），また摂食障害を強迫性スペクトラム障害として概念化する臨床的かつ科学的理由が数多くあるとする報告（McCabeら，2008）などである。また，摂食に関する強迫行為や儀式的行動など AN にみられる強迫的症状は，体重の回復で改善するとの報告（Zamboniら，1993，Andersenら，1997）もある。これについては筆者も経験しているのであとで詳述したい。

　一方，本邦では，既に60年以上も前に石川ら（1960）が，AN における強迫現象は病気の経過中にもしばしばみとめられ，特に食事もしくはそれに伴う嘔吐の現象にその色彩が濃厚であると指摘し，強迫神経症との関連はきわめて密接であ

るとした。しかしながらその後，強迫性障害との関連性について少なくとも発症との関連で言及された論説はほとんど見かけない。

　AN の既往歴がある方，また現に罹患されている方は，AN のこのような捉え方をどう思われるだろうか。

■ 身体面から見れば自己誘発飢餓

　自発的なダイエットと減量運動によって発症するとみられる AN は，身体面から見れば明らかに自己誘発飢餓と言える。Garner（1993）も，この数十年間における AN の病因論を振り返って，「もっとも実質的な進歩は心理的，情動的，身体的に影響を及ぼす持続的な飢餓状態に目が向けられたことであろう」として発症における飢餓の影響を重視している。また清水（2008）も先述したミネソタ飢餓実験から「従来神経性無食欲症の症状として語られてきたものの大半は，飢餓の結果として生じる現象であることがこの実験（ミネソタ飢餓実験）から理解される」として AN における飢餓状態を重視している。飢餓状態がもたらす心理面での変化については，既に発症経過における臨床的事実で述べたとおりであるが，摂食行動における食へのこだわりや摂食衝動，過食衝動，そして過食行動の発現はその様相から過食症への入り口と筆者には思われてならない。これについては項を改めて少し詳しく述べてみたい。

■深刻な弊害の一つ，思春期例での成長抑制現象

　飢餓状態はまた身体面にも深刻な影響を及ぼす。女子では月経が停止するほか，思春期という成長期に発症した場合，長期に及ぶ慢性的な低栄養状態によって身長の伸びが抑制されてしまう現象，すなわち成長抑制現象が問題となる。筆者が調べた範囲では，対象とした例すべてに成長抑制現象が見られた（稲沼，2012）。いずれもダイエットを始めて少なくとも1年間は体重がほとんど大きく減少したままの状態すなわち低栄養状態にあった。しかし治療により体重が回復し出した例，なかでも暦年齢相応に回復した例では，再び身長の伸びがみられるようになり，成長抑制が改善されていった（図3，図4）。しかしながらなかには，結果的には体重が回復したものの，減少したままの期間が約2年間に及んだ例では本来見込まれる最終到達身長より低くなった例や，一度は体重の回復傾向がみられたものの再びダイエットや減量運動に走ってしまった例では，追跡する限り再成長がみられなかった例もあった（図5）。従ってANにおける成長抑制現象は体重回復により改善する傾向があると言えるが，回復しても改善が見られなかった例からは不可逆性の面もあるのかもしれない。痩身スタイルを目指しても低身長になっては元も子もないと思われるがいかがだろうか。

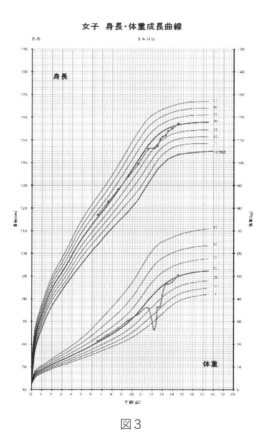

図3

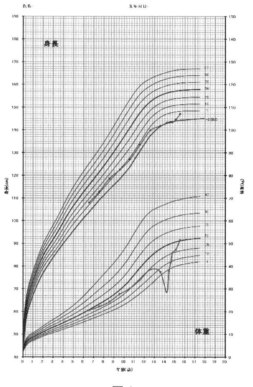

図4

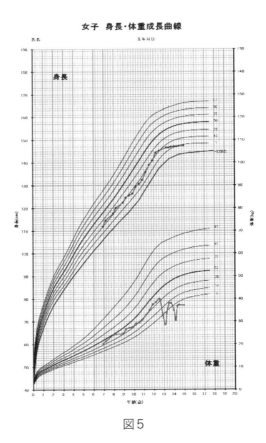

図5

■女子がかかる病気のようだが，男子例もある

　AN についてこれまで女子例で述べてきたが，男子例もある（稲沼ら，2009b）。かつて専門学会で症例報告（藤本ら，1976）があったくらいで決して多くはないが，実際にある。先ずはその例である。

【例1】中学2年生。本人の話。中学生になった頃からある男子系アイドルグループに憧れるようになった。自分も痩せてかっこよくなりたかった。クラスの周りを見ても太った子はそんなにいなかった。中学1年の秋頃，体重が2kg増え56kgになったのをきっかけにダイエットしてみようと思い，朝はロールパン1個と野菜サラダだけ，給食は半分残し，下校後のおやつは無しにして，夕飯のご飯は茶碗半分，おかずもだんだん半分くらいにした。そして次第にダイエットはちゃんとやろうと思い，食事はきちんとカロリー計算するようにしていった。初めのうちはお腹が空いて我慢できないときもあったが，続けているうちに少し慣れてきた。しかし体重は思ったように減らなかったので，もっと運動すれば減るかもと考え，自転車通学を徒歩（速歩）に変え，帰宅後は家の周囲を5周し，家の階段を20往復するようにした。これを続けていたらしばらくして体重は少し減ってうれしくなった。ただお腹も空かなくなった。食事制限と運動はそのまま続けていったら，体重は面白いように減りだした。でもだん

だんまた前のように戻ってしまったらどうしようという不安が強くなってきた。家で出されるご飯は、この量だったら大丈夫とわかっていてもいざ食べようとすると『太るかも』となって、怖くて食べられなくなった。体重が10kg減って46kgになった頃からこの恐怖感はだんだん強くなり、少しでも食べ出すと止まらなくなる感じもしてきて、給食も怖くて食べられなくなった。次は家族の話。食事を用意しても自分でカロリー計算して食べるものを決めてしまう、体型を気にしていつも鏡を見ているがこれだけ痩せているのにそれがどうもよくわからないみたい、ご飯の量もわからないみたいでいつもどれくらい食べればいいのかとかこれくらいで大丈夫かとか聞いてくる。食後の運動も癖になってるみたい。あと、妹が本人より多く食べないとイライラするみたい。毎晩こんな感じ。性格は、真面目で几帳面、あと負けず嫌いな方。整理整頓は年齢にしてはきちんとしている方だったが最近いっそう目立ってきた。あと、アイドルグループのメンバーに憧れていたみたい。学校の成績は普通より上。

　以上である。発症経過や様相は女子例とほとんど変わりはなかった。肥満を気にしてであったが、ダイエットを始めたときの体重が56kg、身長は163cm、年齢14歳での標準体重は51.9kgなので肥満度は7.9％で肥満とは言えず、成長のまっただ中にいることを考えればダイエットはせずに普通に生活していたほうが今後さらに身長の伸びが見込め、伸びればその分結果的にスリム化につながったのではと思われた例

であった。カウンセリングで本人にこの話をしたら，びっくりしたような表情で聞き入っていた。

【例2】男子，13歳，中学1年生。性格は真面目で頑張り屋，負けず嫌いで初志貫徹型，完璧主義的な面もあり，凝り性と評されることもある。中学1年の5月の身体測定の結果は，身長153.0cm，体重49.0kgであった。本人は測定前からいくらか気にはしていたが，結果を友だちがのぞき込み，「お前デブじゃん」と言われた。確かにやや太めではあったが，標準体重（43.3kg）から計算された肥満度は13.2%とほとんど正常範囲で，これから成長のラストスパートを迎えるこの時期にあってはむしろ必要な体重であった。しかし本人は，はじめは受け流していたものの，次第に気になりだし，「じゃあ，痩せて見返してやろう」となってダイエットを始めたという。まず主食を半分に減らした。おかずは食べていたが，だんだん油脂分のおかずを減らすようになり，給食も残すようになった。また減量運動にもこだわりだし，毎日，ランニングを8km，腹筋を200回，腕立て伏せ200回，ダンベルの上げ下げを200回，これらをルーティンでこなすようになった。次第に体重が少し減りだし達成感とともにうれしさが出てきたという。しかし運動は止めるとまた太ってしまうと思いそのまま続けたという。しかし次第にそれまではあった空腹感がなくなり気分も落ち込むようになり，さらに体重が大きく減るにつれ，食べようとするとまた太ってしま

うのではという恐怖感に襲われるようになったという。この時点で体重は36.7 kg（最減少値）に減少していた。食事はいくらか口にするものの，油脂分はキッチンペーパーで念入りに拭き取り，おかずはつつき回すなど食べ方が汚くなったとのこと。食品のカロリー値も頻繁に見ており，どうしても気になる様子だったと家族は言う。また減量運動は回数こそいくらか減ったものの止められない様子で取り憑かれたような目つきで毎日やっていたという。

　このように男子例でもスタイルを気にしてダイエットをする例はあり，ダイエット以降の経過や様相は女子例と基本的に同じである。ただ男子例ではどちらかというと食事制限に加え過度の減量運動にこだわる例が目立つ印象がある。また男子例でも体重が減少したまま 2 年近く増加が見られなかった例があり，やはり身長の伸びが止まってしまう現象が見られた。しかしその後の急速な体重回復で成長が再開されていった。それと AN の診断基準であるが，以前の DSM の診断基準には，初経後の女性では少なくとも 3 カ月以上無月経状態がみられることという基準があったが，最近の DSM-5 では，診断基準から外された。これはおそらく無月経は発症による低体重・低栄養状態に伴う当然の現象であることに加え，男子例があることも理由の一つではないかと考えられる。
　男子例が少ないというのは，おそらく痩せ願望を抱いてダ

イエットに走る行為が女子よりは少ないかもしくは少なかったからではないだろうか。食べることで精一杯の戦後から高度経済成長の時代つまり少しでも豊かな生活を夢見て一生懸命に働き生活の糧を稼いで家族を養うといった時代にあっては，男子が好むまた好まれるイメージは，力強く骨太で頑健な感じであったのではないかと思われる。従ってこのような時代背景においては，生活習慣病から減量を余儀なくされることはあっても，美的感覚から痩せ願望を抱くような人はかなり少なかったかもしくはほとんどいなかったのではないかと思われる。だから AN の男子例が半ば希少例として報告されたのもこのような時代背景と無関係ではないように思われる。

　男子のスリム化は最近のことで，とくに Z 世代と言われる人たちあたりから目立つようである。ここに挙げた男子例，どちらもたいした肥満でもないのに容姿を気にしてダイエットに走った。やはり男子の世界にまで痩せ志向が浸透してきているように思われる。

体重が回復していくと AN の症状は改善していく

【要点】

- AN の治療における最大級の確かなエビデンス，体重が回復していくと AN の症状は改善していく
- 肥満恐怖や体型などの認知的歪みが改善していく
- 抑うつ感や焦燥感も改善する
- 強迫的痩身追求は減弱していく
- 過食衝動，過食行動，そして過活動も消失傾向に
- 男子例も同様

■ 体重が回復していくと AN の症状は改善していく

　AN の治療目標の一つは体重を回復させることにあると既に言われている（APA, 2000, Becker ら, 1999, Beumont ら, 1993 など）が，確かにそう思われる。先に述べたように，AN は強迫的な性格傾向をもった人が痩せ願望からダイエットや減量運動により痩身追求行動を強迫的に続けるうち，顕著な体重減少とともに肥満恐怖や体型や体重の認知的歪みなどが発現，追求行動はますます止められなくなり次第に反射的になって行動を意思でコントロールすることが困難になっ

てしまう現象とみられる。つまり身体的には自己誘発飢餓で，心理的には強迫的痩身追求行動の制縛化（囚われ）現象とみられる。だから治療的アプローチはこの経過を逆に戻していく，つまり肥満恐怖に立ち向かい少しずつ食べて体重を回復させていけば改善するのではないか，筆者はこう考え体重回復に向けてアプローチしていった。その結果，確かに，体重が回復していくと例えば強迫的なカロリー計算やご飯減らし，油脂分排除，体重チェック，減量運動など強迫的痩身追求行動は次第に減弱していき，肥満恐怖や体型・体重の認知的歪みなど AN の心理的症状は改善する傾向がみられ，心理状態も明らかに落ち着いていった（稲沼，2000a，2002a，2014）。さらに過食衝動や過活動なども消失傾向がみられた（稲沼，2013，2008）。体重が回復すると AN の症状は改善する，この現象は AN の治療における最大級の確かなエビデンスと筆者は考えている。

　まずは体重の増加に伴い肥満恐怖や体型などの認知的歪みが減弱していく様相を本人たちの言動で提示したい。体重の増加は，それぞれ最減少時からどれだけ増えたか（＋増加分体重）で示してある。非常に重要なポイントだと思われるので，少し詳しく述べてみたい。例によって「　」内は本人の，［　］内は家族などの言動で，それぞれ事実を歪めない程度にすべてモディファイされている。

■肥満恐怖や体型などの認知的歪みの改善傾向

A.【女子14歳】

+2.6 kg：「(肥満恐怖は) かなり強い，体重も異常に減っているとは思えない」

+3.6 kg：「どうしても顔が太って見えちゃう，体重計は怖くて乗れない」

+4.7 kg：「(体重のことを考えても) 前ほどはイライラしなくなってきた，カロリー計算するのを忘れることもある」

+5.6 kg：「このまま食べていったら増え過ぎちゃうのではと不安がある」

+5.8 kg：「この頃食べなくちゃって思えるようになってきた」

+6.3 kg：「食べることは怖いといえば怖いが食べてしまえば平気，多少カロリーオーバーと思っても平気になった」

+7.5 kg：「怖くないといえば嘘になるがだいぶ食べられるようになった」，[体重が増えてもイライラしなくなった様子]

+8.7 kg：「今の体型，理性ではなんとか受け入れられる，でも感性では許せない」

+10.7 kg：「食べてしまえばあきらめがつく，最近は食べても後悔しなくなった」

+10.5 kg：「太りたくないはあるけど痩せたいはもうない」

+11.6 kg：［今の体重は抵抗ないみたい］

+11.0 kg：「太ることへの恐怖感も食べることの恐怖感ももう
　　　　　ほとんどない」

B.【女子14歳】

+0.6 kg：［ティッシュで油脂分をとることにこだわり食事に
　　　　　時間がかかる，カップケーキの油脂分までとって
　　　　　いる］

+0.9 kg：［油脂分を避ける話題になると怒り出す，でもご飯
　　　　　は150 gを数グラムくらいは超えても大丈夫みた
　　　　　い］

+1.9 kg：［摂食量は増えてきたが，食事前は必ずイライラし
　　　　　ている］

+4.7 kg：［出される食事に対して文句が少なくなってきた，
　　　　　体重が増えてきていることに関する不満感もなさ
　　　　　そう］

+6.1 kg：「（体重増えて？）体はだいぶ楽になった」，［この頃
　　　　　体重計に乗ってる様子はない］

+6.6 kg：［最近食事の時間にこだわらなくなってきた，体重
　　　　　が増えてきてから食事に関するこだわりが減って
　　　　　きたみたい］

+8.3 kg：［自ら食事を用意することもでてきた，量もほぼ1
　　　　　人分食べている］

+10.3 kg：［目に見えて穏やかになってきた，何より家族との

　　　　言い争いが減った］

+11.1kg：「（低体重の頃を振り返って）やっぱり病気だった
　　　　　んだなと思う」，［ティッシュで油脂分を拭き取る
　　　　　こともなくなった］

+12.2kg：［食事のときのトラブルはなくなった，この頃よく
　　　　　笑うようになり明るくなった］

+16.4kg：「（今の状態？）いいと思う，集中もできるし，（低
　　　　　体重だった頃について？）なんか変な感じ，自分
　　　　　じゃない感じ，もう戻りたくない」

C.【女子14歳】

+1.4kg：「太ることが怖い，カロリーないものばかり食べて
　　　　　しまう，食事を見ると怖い」

+1.6kg：「ご飯160g なんとか食べられた，満腹感は感じな
　　　　　いがもうちょっと食べられるような気がしてきた。
　　　　　これって過食の始まりか？」

+3.6kg：「給食は3分の1くらい，やはり抵抗ある」，［ご飯
　　　　　を少し多めによそうと決まって文句を言う，自分
　　　　　も食べるからお母さんもと迫ってくる，デザート
　　　　　を家族に食べさせたがる］

+3.4kg：「カロリーのあるおかずの時は怖くてその分ご飯を
　　　　　減らしてしまう，カロリー計算は頭の中でほとん
　　　　　ど自動計算」

+3.8kg：「ご飯190g 食べた，いつもの茶碗で食べられた，

　　　　　これ以降計量しなくても大丈夫になった」

+4.2kg：「食事内容をデジカメで撮っておくと安心，これく
　　　　　らいの量でこれくらいの体重増とわかるから」，
　　　　　［米飯190ｇは食べている］

+4.2kg：「とんかつ，怖かったけど食べられた」，［出しただ
　　　　　けは食べるようになった，間食もしている］

+5.9kg：「家で出てくる麺類が本当にひとり分かどうかわか
　　　　　らず怖かったが最近はそうでもなくなった」，［自
　　　　　分（母親）に対して菓子を一緒に食べろとねだっ
　　　　　てくる，食べないと機嫌が悪くなる］

+7.1kg：「朝のパンもバターでエネルギー量を増やすように
　　　　　した，（今の体型は？）まだげっそりだと思う，
　　　　　やっぱこれじゃやばい」

+7.0kg：「体重増に対する不安はそんなにない，むしろ減る
　　　　　方が怖い」

+8.0kg：「半年前の旅行の写真を見てさすがに痩せていると
　　　　　思った，今の体重の方がいい，42kgまでなら体重
　　　　　増やすことに抵抗なくなった」

+11.4kg：「（肥満恐怖は？）もうない（体型がつかめないこ
　　　　　とは？）それもない，産毛も引っ込んだ，髪も抜
　　　　　けなくなった，食べるの楽しみになった」

D.【女子15歳】

+2.7kg：「一口でも食べるとあとで一気に太るんじゃないか

と思ってしまう，食べると運動しなきゃと思って
しまう」

+1.6 kg：「食べると顔が膨らんだ気がする，体全体が太った
気がする，肉の脂身はどかしたくなる，でもよく
意識して考えるとこれで（太って）いいんだと思
うけど，ボーッとしているとまた太っちゃうと
思っている」

+1.8 kg：「今は食べたいと思えない，食べるべきご飯の量を
見ると嫌になる，昨日は食事中に泣きたくなった」

+1.9 kg：「いくらかプラス思考（体重を増やす）に慣れてき
た」，［食べたいと思えるようになってきたと言っ
ていた］

+2.1 kg：「給食はカロリーある方をと思って揚げ物を優先さ
せた，今は増やさなきゃいけないと思って無理し
て食べている」

+2.6 kg：「体重を量らないことにしたら食事のときに気にな
らなくなった」，［出したものは食べている］

+3.4 kg：「体重は気になるけど前ほどの恐怖感はない，もう
前の体重には戻りたくはない，揚げ物の衣も一度
とったがこれだから体重が上がらないんだと考え
直して結局食べた」

+3.6 kg：「店でカロリーの高い方の弁当を手に取ったり戻し
たりしているうち結局買った，後になってこれで
よかったと思った」

+5.2 kg：「食べることはもうほとんど抵抗ない，ご飯も何を
　　　　　食べようなど考えないでいられるようになった，
　　　　　夕食も少しくらい遅れても平気になった，こだわ
　　　　　らないで食べられる，なんかいろんな方向から考
　　　　　えられるようになった」
+5.3 kg：「今は体重減らしたいとは思わなくなった，うどん
　　　　　のカロリー表示を見てこれではだめだ，もっと食
　　　　　べないと，と思えるようになった」
+6.3 kg：「夕食のときはお腹すく，以前は食べるのがあれほ
　　　　　ど嫌だったのがなんでかな？　という感じになっ
　　　　　てきた，身長をもっと伸ばしたい，体重が増える
　　　　　につれ気持ち的に元の自分に戻ってきた感じ」
+8.3 kg：「痩せているとは思わないが太っているとも思わな
　　　　　い，太るのは気にするけど恐怖ではない，前は痩
　　　　　せすぎて気持ち悪かったと思う，体重計の針の細
　　　　　かい動きも気にならない」

Ｅ．【女子15歳】
+0.0 kg：「一口でも食べると太ってしまうんじゃないかと怖
　　　　　い，怖くて食べられない，痩せていると言われて
　　　　　もピンと来ない」
+0.1 kg：「太るのが怖くて食べられない」，［食べる量は増え
　　　　　てきた］
−0.1 kg：「ちょっと増えるくらいなら平気だけど41 kgにす

　　　るのは少し怖い」，［食べる食べないでよくもめ
　　　る］

+0.3kg：「食べることは怖いが前よりは少し楽になった」

+1.5kg：「（目標体重の）47kg は納得しているがやっぱり怖
　　　い，でも食べている最中は消えてしまう」

+1.9kg：「今日の体重は以前よりは嫌ではない」

+2.1kg：「以前41kg になったときより今日の42kg の方が気
　　　持ち的に楽，何でだろう」

+3.4kg：「今日の体重はそんなに恐怖感はない」

+3.9kg：「今の体重はそんなに抵抗ない，別に減らそうとも
　　　思わない」

+5.4kg：「肥満恐怖はあまりない，今のスタイルや体重は受
　　　け入れられる，ただこれ以上太るのは嫌」

+6.2kg：「今の体重なら不安はない，食べることへの恐怖感
　　　もほとんどない」

　どうだろうか，いずれも思春期例であるが，少しずつ体重
が増えるにつれ肥満恐怖や摂食恐怖が弱まっていき，体型や
体重また摂食量の感じ方も普通になっていく様子がご理解い
ただけると思う。

■抑うつ感や焦燥感も改善傾向

　また体重最減少時付近前後からみられる抑うつ感や焦燥

感，例えばメソメソ感やイライラ感といった感情も体重回復に伴い減弱していく傾向にある。その言動例である。まず抑うつ感，体重最減少時付近では「このところずっと気分が落ち込んでいて，食事になると気持ちが暗くなる」とか「なんだか分かんないけど悲しくてずっと泣いてばかり」とか［食事になるとメソメソし出す］，［毎晩のようにメソメソ泣き出す］，［夕食後は決まって機嫌が悪くなり泣き出すことが多い］，［食べると後悔するようだ］などであったのが，体重が回復してくると「いくらか気持ち的に楽になってきた」とか［だいぶ明るくなってきた］，［カラオケで歌うようになった］，［このところ不安定さが見られない，よく喋るようになった］そして「最近食べても後悔しなくなった」などに変化してくる。またやはり体重最減少時付近前後でみられた焦燥感，例えば「食事が近づくと気が重くなる，イライラしてくる，メニューがやたら気になり出す」とか「夕飯が近づくとイライラする，なんか当たり散らしたい気持ちになる」とか［ご飯の仕度が遅いと怒り出す］，［食べることに関して当たり散らす，手がつけられない］，［イライラするのかこの前炊きあがったばかりのご飯を炊飯器ごとひっくり返した］，［とにかく些細なことで怒り出す］といった様相であったのが，体重が回復してくると「食べるときのイライラがなくなった」，「（イライラすることは）たまにはあるが，自分で抑えられるようになった」，「最近，お母さんに文句を言わなくなった，よかった」，また［夕食時の怒りっぽさがとれ

た］，［イライラしている様子はほとんどみられなくなった］，
［落ち着いて食べるようになった］など，やはり改善傾向が
みられる。

■強迫的痩身追求も減弱傾向

　それと強迫的な痩身追求も減弱してくる。体重最減少時付
近では，「食べると体重を量りたくなる」とか「運動するこ
ととか食べることとかもう気になって気になって仕方がな
い」，「体重は夜中でも目が覚めると量っていた」，「体脂肪が
気になりどうしても動き回ってしまう，動くのを我慢するの
が辛い」，またそれぞれ家族によれば［無意識にカロリーの
高い食品を除いてる様子，指摘するとハッと気がつく］とか
［とにかく甘いものを嫌う，薬の糖衣錠もダメ］とか［焼き
魚の脂分をキッチンペーパーで念入りに拭き取っている，カ
ロリー計算をしている途中に口を挟むと怒り出す］といった
様相であったのが，体重が回復してくると「これ以上太りた
くないというのはあるけど痩せたいというのはもうない」と
か「体重のことは気にならない，量ってもいない，少しくら
い増えたって気にならない」，また［まったくこだわらない
で食べている，油脂分の拭き取りもなくなった］とか［朝も
普通に食べて行く，体重も量っていない様子］，［カロリー計
算もやらなくなった］など強迫的痩身追求行動が明らかに減
弱してくる。

■過食衝動, 過食行動も消失傾向

　そして AN でみられる過食衝動や過食行動, これは体重が最も減少した付近でみられる「食へのこだわり」が摂食衝動や過食衝動として強く自覚されるようになり, なかには過食行動として行動化されてしまう現象とみられるが, 過食行動は体重最減少時付近ないしやや増加した付近から発現し, 一過性に強まるもののさらなる体重の回復で消えていく傾向にあった。これは過食症すなわち神経性大食症の発現や対応を考える上で極めて重要な示唆と思われるので, 少し詳しく例示しておきたい。

　その具体例である。

A.【女子14歳】

+1.9 kg：[摂食量は増えてきた, 食後食べたそうにしていることがある]

+2.0 kg：[食べる量が足りないかなと聞いてくるのでそうだねと言うと追加するようになった]

+4.7 kg：[家でのご飯は少なめなのに食べ放題には行きたがる, 焼き芋は買ってきてまで食べている]

+8.3 kg：[まだ食後に隠れて食べたがる, 夕方大きい芋を2本食べても夕食は食べる]

+10.3 kg：「(過食傾向は?) 間食ではいくらかあるが夕食ではなくなった」

+11.1 kg：「ご飯をちゃんと食べればそんなに間食したくなく
　　　　なる」
+12.2 kg：「菓子も前もって量を決めておけば大丈夫，３食と
　　　　も普通に食べている，夕飯を食べて習い事に行く
　　　　が帰宅するまで食べないでいられる」
+16.4 kg：「（過食衝動は？）もうない」

B.【女子14歳】
+6.9 kg：「この頃食べたい食べたいで食べてしまう，お腹
　　　　いっぱいで死にそうなのに食べちゃう」
+8.3 kg：「今，食べたくて食べたくて仕方がない，あたしの
　　　　胃袋どうなっているのか」
+8.7 kg：「もっと食べたくなるが我慢して箸を置く」
+11.7 kg：「以前は食べなきゃならないと思うといくらでも食
　　　　べられた，最近はもうこれくらいでいいと思える
　　　　ようになった」
+12.1 kg：「食べ出したら止まらないということはもうない」
+11.0 kg：「食欲がそんなに強くなくなった，前は果てしなく
　　　　あったのに，普通の量でお腹いっぱいを感じる」

C.【女子15歳】
+0.9 kg：「昨日食べ始まったら止まらなくなった，母に頼ん
　　　　でおいたのに止めてくれなかった」，［過食するの
　　　　を止めてもらいたがる］

+3.0kg：［買った菓子を自分（母親）に管理してもらいたが
　　　　　る，食べ始めるともっと食べたくなる様子］
+3.8kg：「菓子を食べ過ぎることがある」
+3.4kg：［菓子をたくさん食べている様子，どうも下剤も
　　　　　使っている様子］
+6.9kg：［菓子類の衝動買いもなくなった，食べ物を隠す必
　　　　　要もなくなった，下剤も使っていない，出したも
　　　　　のはきちんと食べている］
+9.6kg：［食べるのを控えると言っているわりには出したも
　　　　　のはきれいに食べている，菓子も買わなくなった］

D.【女子15歳】

+0.0kg：「食べ始めると止まらなくなることはある」
+6.0kg：「おかずを食べるのが止まらなくなる，頭ではわ
　　　　　かっているけど抑えられない」
+4.4kg：「菓子パンだと食べ終わったあとにまた手が出る」
+6.7kg：「過食衝動はある，食事終了直後に，でも食べまく
　　　　　るわけではない，アイス１個に菓子パン半分くら
　　　　　い」
+8.8kg：「昼食時に２時間くらい食べ過ぎてしまう，食べ出
　　　　　すと止まらない」
+7.8kg：「朝，パンとかご飯を加えたら昼食時の食べ過ぎが
　　　　　減った」
+11.0kg：「３食ちゃんと摂っている，食べたくなる衝動は前

　　　　より少ない，（衝動が）一番出るのは昼食後の10
　　　　分くらい，朝と夕飯時はない」
+15.9kg：「食べ過ぎることはまだあるが，食べ始めると止ま
　　　　らなくなることはなくなった」

E.【女子15歳】
−0.2kg：「ほとんどいつも食べたいという衝動がある，でも
　　　　太ることが怖くておさえてしまう」
+3.4kg：「家族がおやつを食べたりすると食べたくなる，で
　　　　も我慢してしまう」
+5.4kg：「この頃食べ始めると止まらなくなるときがある，
　　　　また欲しくなってしまう」
+6.5kg：「食べ過ぎが不安，家族の分まで食べようとするこ
　　　　とがある」
+7.7kg：「食べるのが止まらなくなる感じはとれてきた，食
　　　　べたいという衝動もない」
+7.9kg：「気になることはなにもない，美味しく食べられる」

　このように体重最減少時付近からみられる過食衝動や過食
行動はいずれも体重の回復でほぼ消失している。これが臨床
的事実である。この現象をどう捉えるかであるが，発症経過
の項でも述べたように，顕著な体重減少による深刻な飢餓状
態すなわち慢性的低栄養状態にあっては，おそらく身体の防
衛反応と考えられる食へのこだわりや過食衝動が発現する。

そこに摂食を促す治療的アプローチや隠れ食い的な過食により，わずかであっても栄養が取り込まれれば，身体としては生命維持装置をさらに働かせ「よしもっと栄養を取り込ませ飢餓を回復させよう」とするのではないかと推測される。そして体重が回復すると衝動や行動は消失するということは，身体にとっては飢餓から脱却すればもうその必要はなくなるということではないだろうか。つまり過食衝動や過食行動は，飢餓状態を速やかに回復させるために身体が摂食を促す現象で，いわば身体の自動制御，言うなれば「キャッチアップ現象」ではないか（稲沼，2013）と考えられるがいかがだろうか。

■過活動も消失傾向

また，既に述べたように AN の約半数でみられた過活動，体重の顕著な減少そして痩身追求の激化とかぶるように発現していたが，これも体重の回復すなわち飢餓からの回復に伴って消失傾向にあった。

例えば体重最減少時付近では，［やたらに動いている，いつも小走り状態，見ていてなんかおかしい，動いていないと気がおかしくなりそうと言っている］とか「食べてじっとしていると太るんじゃないかと思ってしまう，どうしても動きたくなっちゃう，我慢するのが辛い，昨日も頼まれないのに家事仕事をあれこれやって動いてしまった，気がついたら動

いていた」とか［大した用もないのに階段を駆け上がったり
下りたり，とにかくせわしい，注意するとキレる］といった
様相であったのが，体重がほぼ回復してくるとそれぞれ［こ
の頃リビングで横になってることがある，せわしさもとれて
きた］とか［落ち着きなく動き回ることはほとんどなくなっ
た，そういえば体操もやらなくなった］とか「動きたくな
る気持ちが減ってきた」といったように消失傾向にあった。
従って過食衝動などと同様，この徴候もおそらく飢餓起因と
考えられる。

■男子例も女子例同様に改善傾向

　そして AN の男子例であるが，やはり症状は体重回復で改
善傾向にある。1 例だけ提示しておく。

【男子例】11歳
+0.0 kg：「米飯はどうしても減らさないと気が済まない」
+1.6 kg：「体重増やしたくない」，［食後決まって走りに行く，
　　　　　注意したら隠れるように行ってしまった］
+2.8 kg：［米飯はまだ残さないと気が済まないみたい］
+3.6 kg：［おかずはいろいろと手を出すようになってきた，
　　　　　野菜や果物ならいくらでも食べる］
+4.0 kg：［運動できないと次の食事を抜いてしまうみたい］
+4.3 kg：「ランニングはどうしてもやめられない，もし太っ

たらという恐怖がまだある」

+5.2kg：［食後の運動はまだみられるが，以前ほどではない，それほどこだわらなくなってきた］

+8.6kg：［つまみ食いしたりして量は結構食べている］

+9.0kg：「家の料理より市販品の方が安心，カロリー値が正確だから」

+10.2kg：［48kgにするように話すと太って見えないかと聞いてきた］

+11.8kg：「朝の米飯は計量しなくなった，出しただけ食べている」

+12.3kg：「米飯以外は普通に食べている」

+12.8kg：［食事制限へのこだわりはかなり減ってきた］

+13.2kg：［目標体重48kgに納得したみたい，かなり前向きになった］

+14.4kg：［人の話をよく聞くようになってきた］

+15.5kg：［摂食量が増えてきた，ランニングもしていないようだ］

+16.5kg：［ほとんど普通に食べている，表情も穏やかになって笑顔が増えた］

+18.8kg：「この頃自分に自信が持てるようになってきた，前はみんなが走っていると自分も走らないと気が済まなかったが今は平気になった，少しのんびりやりたい」

　以上のように AN では体重が回復してくると，総じて心理状態が改善し安定してくる様子が見て取れると思う。［よく笑うようになり明るくなった］とか［イライラすることもなくなり，食卓の雰囲気が明るくなった］とか［気分の落ち込み感が取れてきたようだ，食後のあの怒った表情がなくなった］などに代表される家族の言動，そして何より本人たちが述べたこと，例えば「(症状が激しかった頃は）なんか自分じゃないみたいだった，もう二度とその頃には戻りたくない」とか「体重が増えるにつれなんか元の自分に戻ってきた感じ，本当によかった」とか「精神的に安定してきた感じがする」，そして「あのとき（肥満恐怖が強かった頃）はほとんど将来どうなっちゃうんだろうという心配ばかりだった，病気が治ることでどうしてこうも人は変わるんだろう，今は本当に楽しい，なんか自信がついてきた」など，それぞれ自然な笑顔で語ってくれたことは，体重回復に向けた AN の治療的アプローチにおいて，何より重要なエビデンスと思われる。体重が回復するまでの過程は，本人たちも家族も苦難の道のりであったはずで，正直こちらも同様の感が否めなかったが，本人たちが以上のように語ってくれた瞬間，それまでの苦労が一気に吹き飛んでしまったことを思い出す。

臨床的事実にもとづくANの治療的アプローチ

【要点】
- ■基本的には認知行動療法と家庭における半強制的定量摂食
- ■認知行動療法の概要
- ■家庭における半強制的定量摂食の概要

　ANは体重の回復で症状が改善していくことはこれまでに述べた。それではどうやって体重を回復させればいいのだろうか。筆者がこれまでに試みてきた方法についてできるだけ具体的に述べてみたい。

　本書の冒頭でも述べたように，当初は，ANの病因について心理的ストレスや心理的背景を重視する諸学説に従って，本人やその家族との心理カウンセリングを介してそれらしき要因をいろいろ探っていた。しかし，自分なりに臨床経験を積むうち，次第に本人たちから訴えてこない限りは，ストレスや心理的背景についてこちらから敢えていろいろ詮索して聞き入ることは自然とやらなくなった。筆者の力量不足もあるかもしれないが，実際あまり治療的効果が得られなかったことに加え，試行錯誤で摂食を促すうち，中には体重がいく

らか回復し出す例があり，そうした例では少なくとも罹病中の対人関係などの問題や本人たちの心理的不安定さが少し改善し表情も明るくなってくるという事実が少なからず影響したと思う。次第に心理的アプローチは本人たちの痩せ願望に対し共感的理解を示しながら，現在いかに深刻な心身状態にあるかに気づかせ，改善の方向にシフトさせることに主眼を置くようになった。具体的には，体重回復を目標の一つに，心理カウンセリングを重視した認知行動療法と家庭における半強制的定量摂食を基本に試みていった。もちろん本人たちやその家族との信頼関係の構築とその維持は最優先事項で，そのうえでの体重回復に向けたアプローチであった。なお治療的アプローチは，基本的に主治医の定期的な診察と併行して行った（稲沼ら，2004，稲沼，2014，2016）。

■認知行動療法の概要

　認知行動療法は，症状を改善させるためには食べて体重を回復させることが必要との認識を本人とその家族が持つように意図したものである。当然と言えば当然なのだが，本人たちのほとんどは痩せ細って抑うつ感や焦燥感が強く肥満恐怖に曝され食べられない状態で，家族によって半ば無理矢理連れて来られる。このときの本人の心的状態はいずれも強迫的心性が強く，精神的視野も狭く，治療意欲も乏しい状態である。だから当然ながらこのような状態では，こちらの話には

ほとんど耳を傾けてくれなかった。そこで試行錯誤で考えた末，百聞は一見に如かずで，一目瞭然で理解できるよう視覚的にアプローチを試みた。具体的には，なぜ今の状態になったのか，今の状態を脱却するためには食べて体重を回復させることがいかに重要であるか，そしてそうすることがどれだけ本人自身の利益につながるかなどについて，PCでPowerPointを使い21.5インチサイズのモニター画面上に認知の修正に効果的な情報を提示，見せて説明していった。説明は本人と1対1の心理カウンセリングを通して行った。この方法は効果があった。つまり本人とのやり取りが増え，カウンセリングでも噛み合うようになっていった。

　まず提示した内容は，ANの心理的徴候の発現様相を示した次の図（図6）。

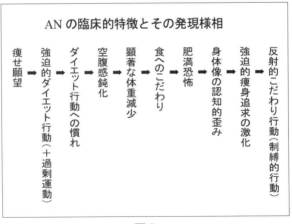

図6

　痩せ願望から強迫的なダイエットや過剰運動（減量運動）を続けるうち体重減少とともに肥満恐怖や身体像（体重や体型）の認知的歪みが発現し食べられなくなっていくメカニズムを丁寧に説明した。これを提示したとき，本人たちの中には，あっ自分と同じだと言わんばかりに身を乗り出して画面を見つめてきた例が少なくなかった。また肥満恐怖や体型などの認知的歪み，食へのこだわりやメソメソ感，イライラ感など AN の主な徴候の実例の言動を体重最減少時付近と体重回復付近で対比させ画面にアップして説明（例：図7，図8）。さらに回復した実例（匿名化）の回復経過を言動と体重増加曲線を提示して説明した。

　また AN を発症し慢性的低栄養状態のなか，身長の伸びが

肥満恐怖の変化

例	体重最減少時付近	体重回復時付近
1	「体重が増えたら頬が膨らむのではないか，絶対嫌だ，体重計は怖くてのれない」	「これ以上太りたくないというのはあるけど，痩せたいというのはもうない」
2	「食べない，食事の度にイライラ，家族の食事を分けたがり，自分は一番少ないものをとりたがる」	「太ることへの恐怖はほとんどない」
3	「食べようとしても食べられない，ここまで箸をもっていっても食べられない，体重が気になってしょうがない，絶対増やしたくない」	「（肥満恐怖は）もうない」，「出したものはきれいに食べるようになり，明るくなった」
4	「一口でも食べると太ってしまうんじゃないかと思って，怖い」	「怖くて食べられないということはもうない」
5	「食べ始めるまではためらいがある，40kgになると思うと怖い」	「肥満恐怖はない，今のように食べていっても太ったりしないだろうし，ちょっと太っても太って見えないだろうし，スタイルもつかめるし満足して受け入れられる，逆に痩せる方が怖いかもしれない」

図7　認知修正用提示情報の例

体重や体型の感じ方の変化

例	体重最減少時付近	体重回復時付近
1	「（るい痩著明にもかかわらず）自分の体型を見てるとそんなに異常とは思わない」	「痩せてるとは思わないが太っているとも思わない，以前は痩せすぎて気持ち悪かったと，今は思える」
2	「（今の痩せ具合は）分からない，本当のところどれくらい痩せているのか分からない，鏡を見れば骨とか出ているとは思うけど」	「（体型は）結構つかめる，今の体型は結構いいんじゃないかと思う」
3	「4月にダイエットを始めて8月頃には痩せ具合がよく分からなくなってきた，今もよく分からない」	「痩せ具合も最近分かるようになってきた，以前はやはり病気だったんだと思う」
4	「本当のところ自分が異常かどうかよく分からない，痩せ具合もよく分からない	「以前の状態，写真で見るとやっぱり細いと思う，手もいくらかふくらみのある方がいいと思うようになってきた」
5	「太っているような，いないような，なんかよく分からない，スタイルは鏡に映してみてもピンとこない」	「ウエストの太さもつかめるようになってきた」

図8　認知修正用提示情報の例

止まりかけてしまったが，体重を回復させていったら再び伸び出した例を成長曲線チャートで提示（図9），そして体重を回復させないまま成長期を過ぎてしまい成長が再開せず，最終到達身長が本来予想された値より低くなってしまう可能性のある例も提示（図10），この説明では，この成長抑制現象を改善させるには先ずは食べて栄養状態を改善させ，体重を回復させることが必要で，それには成長期の今しかないことを強調した。本人たちはこの成長抑制現象もすぐ理解できるようで，モニター画面を介したこちらの説明を真剣そうな眼差しで見聞していた。そのうえで，身長が伸びればその分痩せて見えることも追加した。これもすぐ理解を示した。ど

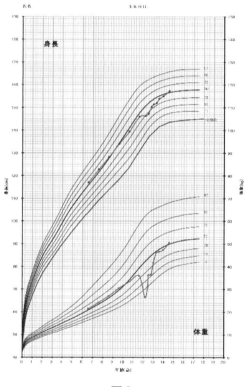

図9

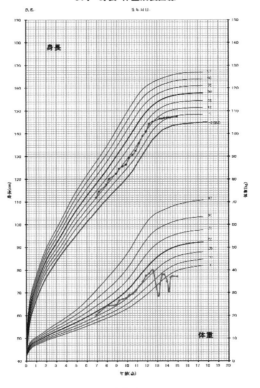

図10

うも遷延化した例とは異なり，深刻な低栄養状態にあること
は自覚しているようだった。

　また，現在の慢性的低栄養状態が続けば，今後過食症に移
行するリスクが非常に高く，そうなると肥満恐怖が消えない
まま食べ吐きを引き起こす可能性があることを説明。しかし
早期に体重を回復させれば飢餓状態から脱却できその結果過
食衝動は消え，過食症の発症を防ぐことができることも説明
した。この説明では，本人たちも思い当たる節があるよう
で，目を見張ってきた。また，脳の萎縮も起こりうることや
身体各臓器に深刻なダメージが出ることが主治医からも説明
された。

　そして，ある公刊雑誌に掲載された世界的に有名な歌手グ
ループ，カーペンターズ，その妹のカレンが元気だった頃と
AN を発症し痩せ細って心不全で亡くなる直前の風貌を比較
した写真を PC 画面にアップし見せた。また，やはり公刊雑
誌に掲載された写真，デブとからかわれ AN を発症，風貌は
老婆様の激やせ状態になってしまい治療のための鼻腔栄養が
施されている女性とその女性が回復してミス英国に輝いた姿
が対比された写真も見せた。

　また摂食障害をテーマにした小説も紹介。まず，往年の名
歌手パット・ブーン，その娘のチェリー・ブーン・オニール
が拒食症で苦しんだことを描いた自叙伝『拒食症を克服した
私』（河出書房新社刊）の本の表紙を PC 画面にアップ，内

容の概略を次のように説明。父親の全米でのヒットに伴い家族の一員としてステージに立つうち自らの小太り体型に注がれる観客の視線が気になりだし，痩せることを決意，食事制限や減量運動などを徹底するうち体重の大幅な減少とともに過食衝動が発現，耐えきれず過食に走るうち肥満恐怖から自己誘発嘔吐へ，次第にその繰り返しで摂食行動のコントロールができなくなって痩せ衰え凄惨な状態になってしまう，しかし最愛の夫の管理の下で食べて体重を回復させていった結果，拒食症の地獄から脱出することができた，という内容。また精神科医で作家の加賀乙彦氏の小説，19歳のフィギュアスケーターをモデルにした『スケーターワルツ』（筑摩書房刊）も紹介。全日本選手権に向けてジャンプや回転力をつけるため48kgの体重を減らすべく，断食減量や練習に励むうち次第にANの症状が次々と発現，普通に食べられなくなり過食嘔吐の繰り返しになっていく様子を描いた作品である。小説では9日間で8kg減量したとあり，やや現実離れしている感もあったが，急激かつ大幅に体重を減らすことがいかに危険であるかを説明した。また過食症では，松本侑子氏の拒食でなく巨食を描いた作品，『巨食症の明けない夜明け』（集英社刊，すばる文学賞受賞作品）も紹介。やはり痩せ願望によるダイエットを続けるうちANを発症，そして過食行動が発現，体重はリバウンド，過食しては肥満恐怖から自己誘発嘔吐や下剤乱用を繰り返すうち次第に遷延化していく様相が描かれており，過食症に移行していく怖さを伝える

ようにした。

　いずれの書物も，主人公が痩せ願望から強迫的にダイエットをするうち顕著な体重減少とともに肥満恐怖や過食衝動が発現し普通に食べられなくなるなどの点で共通しており，これは筆者が最初に提示した AN の徴候発現様相ともほぼ一致しており，この点でも本人たちの AN に対する認識がいくらか深まり，体重回復に向けてやや変化が出たような印象を受けた。

　そのうえで，体重を回復させるための具体的な目標設定マニュアル（例：図11）を以下に述べる Q&A とセットで個別に作成し提示，プリントアウトして渡した。これは管理栄養士の協力の下に熱エネルギー計算などにより現在の推定摂取エネルギー量を算出。そして症状を改善させるべく半年後の目標体重を設定。目標体重の基準は暫定的に月経の回復とし，回復が見込まれる BMI 値を初経発来の目安とされている推定 BMI 範囲値（小栗・藤井，2006）を参考に18.5として現在の身長値から逆算して算出した。18.5 という BMI 値は，ほぼ軽度の痩せ状態であることを WHO の肥満基準を提示して強調した。そしてこの目標を達成させるためには毎日何 kcal 以上の食事摂取が必要なことを提示し説明。そして達成できれば，栄養状態が改善される結果，身長の伸びが期待でき，過食衝動も消失するため過食症にもならず，肥満恐怖も消失，痩せ具合もつかめるようになり，心理的にも気分の落ち込み感やイライラ感などが消失する結果，自信もつく

背を高くしてきれいなスタイルに
栄養を回復させ過食症を回避

現在	半年後
X 年 X 月 X 日　14 歳 6 か月	X 年 X+ 6 月 X 日　15 歳 0 か月
身長　155.5cm（標準 156.4cm）	155.5＋α cm（標準 156.8cm）
体重　31.5kg（標準 48.6kg）	目標体重 44.7kg（標準 50.2kg）
BMI　13.0	18.5（ほぼ軽度の痩せ）
肥満度 −35.2%	−11.0%
推定摂取エネルギー1190 kcal/日	摂取エネルギー 2100kcal 以上 （成長終了まで） 成長終了後 1800〜1900kcal/日程度
成長が止まりかけている	成長再開，身長が伸びる可能性大
食へのこだわりがある	食へのこだわり消失
過食症の危険が迫っている	過食症にならずに治る
肥満恐怖がある	肥満恐怖はほとんど消失
気分の落ち込み感がある	気分の落ち込み感消失
イライラ感がある	イライラ感消失
自信がない	自信がつく（元気が出てくる）
無月経	月経再開
老婆様の痩せ	身長が伸びればきれいなスタイルに

2100 Kcal /日 以上を維持

・熱エネルギー計算による参考値で一つの目安
・肥満度＝（実測体重−標準体重）／標準体重×100
・BMI=体重 kg／身長 m²
・目標体重は月経発来予測BMI 値を 18.5 として逆算

図11　認知修正用個別マニュアルの例

ようになり，何より健康でスリムな体型が得られることを説明した。

　また Q&A は，例えば，Q：何のために食べるか，に対して，A1：もっと背を伸ばすため，A2：過食症にならないため，A3：自信をつけるため，などをその根拠も提示して説明。また，Q：何をどれくらい食べればいいのか，に対しては，A1：プレート方式で出されたものを全部，完食が重要，A2：食べ物は自分で選択しない，A3：もっと食べたくなっても出されたものだけで止める，我慢できないときはその場を離れる，などを説明した。

　以上のように，認知の修正にあたっては，画像や文字情報などできるだけ視覚的にアプローチを試みた。

■家庭における半強制的定量摂食の概要

　以上の認知修正目的の情報提示は，本人に対して行った後，家族（主に母親）にも同様に実施した。その際，初回だけは本人に席を外していただいた。家庭での本人の様子についてできるだけ詳しく事実を集めることが目的の一つであったが，本人をあまり追い詰めないことにも配慮した。そして家族のこれまでの苦労を労いながら，体重が回復し出せば，改善方向に向かう旨を丁寧に説明，そのうえで家では，半強制的定量摂食の実施を依頼した。

具体的には，毎日のごく普通の家庭食を親からみて本人が完食できそうな分をプレートに盛って出していただくワンプレート式とした。初期には普通のご飯茶碗でやっていたが，ワンプレートだと摂食量がつかみやすいという本人たちの声を聞いて実施するようになった。そしてできるだけ，見た目少量で高カロリーにも工夫していただいた。また，マニュアルに記載された摂取エネルギーの数値は，本人の認知の修正が主な目的でおおよその目安であることを説明し，カロリー値には細かくこだわらなくてよい旨を伝えた。そして完食を目標に主食の米飯は100〜150g程度からはじめ漸次増やしていただき，目標体重に達するまでは概ね200g程度で，パン類もこれに準じていただく。おかず類は本人の嗜好に配慮しながらも量も含めて選択させないようにする。これは本人の言うことを聞き出すとだいたい決まって言い争いになって最後には「じゃあ，食べない」となることを回避するためである。そして出した分は完食させるようにする。これは確実に体重増に繋げるのと，本人の摂食行動を確立させ，肥満恐怖を減弱化させる狙いもある。また拒食が目立つ場合は，叱責は一切せず，先のマニュアルを提示して，どうなりたいのかを静かに聞いていただくようにする。また，逆にいくらおかわりを欲しがっても出した分だけにするなどを説明した。本人に対する基本的態度は，温かく見守りながらも毅然とした態度で摂食を促す，そしてここがポイントであるが，あくまで本人自身に治療に対する主体性をもたせるようにお願い

した。本人は先の認知修正情報などから低栄養状態によるリスクを頭では理解し始めていても，いざ食事になると摂食を拒否する例が少なくないことから，本人とは少し距離を置き，振り回されないようにすることも加えた。本人の摂食に関する「異常」な行動は，AN という病気がさせている旨も伝えた。半強制的摂食の基本は，母親が差し出す決まった量だけの食事摂取という定量方式で進めた。

　また，本人には，毎食何をどれくらい食べたかを，摂食記録表に記録していただき，体重計測は，来院時にのみ計測することを約束していただいた。

　ところで，AN の治療で，この半強制的に摂食させるという方法は，じつは150年近くも前に，Gull（1874）によって提唱されている。その論文（Anorexia nervosa）が清水將之によって邦訳（清水，1992）されているので，少し引用しておきたい。

「食物は消耗や痩せの症状とはかかわりなく，一定時間毎に与える必要がある。患者の性格傾向について必ず考慮しておかなければならない。初期のまださして重篤ではない時期に，両親の憂慮に対して，『この子の好きなようにさせなさい。食べよと強いてはなりません』と治療者が語ることは稀ではない。以前は私も，その様な助言が妥当であると考えていたのだけれど，症例を重ねるにつれて，飢餓過程の進行を容認することが明らかに危険であることが理解されてきた。（中略）患者は一定間隔で食事が与えられ，患者に対する心

理的コントロールを行う人に囲まれている必要がある。この場合，親戚や友人は通常は最悪の付き添い人になる。」

　どうだろうか。筆者には正に AN の本質を突いた指摘と思われ，これが150年も前に提唱されていたとは驚嘆に値する。じつは本邦でも60年以上も前に，梶山（1959）が AN の治療について「第一には栄養状態改善のためにあらゆる手段がとられるべきであり，そのうえで精神療法を加えるべきであろう」と飢餓状態に対する治療の重要性を指摘している。こうした指摘がその後どれだけ生かされてきたのであろうか。どうもこうした学術的研究が新たなエビデンスを踏まえながら確実に進化しているのかどうか，やや疑問である。

　今や痩せ願望は，誰にだってあると思う。美的感覚の意味では，最近のビジュアル系若年男子にだってある。中年太りの男女も健康志向からだけでなくおそらく美的感覚からもあると思う。ましてや若い女性ならなおさらだと思う。しかし，痩せ願望を抱くことに共感的に応じたからといって誰もが心を開いてくるわけではないようである。とくに思春期以降の女性の微妙な問題とも言えるかもしれないが，なかにはダイエットをしたことを頑なに否定する例もあった。そうした例ではダイエット行為の有無については無理に踏み込まず，肥満恐怖の有無などをさりげなくチェックし，それらしき様子がうかがえれば，痩せ願望やダイエットについては触

れずに体重の回復に向けてアプローチする方がよいように思われた。筆者の場合，そのように対応した。

ダイエット以外の契機で発症する拒食症は あるのか

【要点】
- ある，嘔吐恐怖の２例
- 窒息恐怖の２例
- ANの古典とされるラセグ（1873）の症例

これまでAN，すなわち肥満恐怖や体型・体重の認知的歪みの発現を特徴とする拒食症の発症契機は，やせ願望によるダイエットであると述べてきた。ではそれ以外の契機で発症する拒食症はあるのだろうか。臨床的事実からは，「ある」である（稲沼，1998）。

まず，具体例を示そう。

■嘔吐恐怖の２例

【例１】小学３年　女児

小学３年の12月上旬，インフルエンザが流行っていたとき，クラスの子が給食中に吐いてしまい，周りが少し騒然となった。本人はそれを見て自分ももしそうなったらどうしようと心配になり，以後給食を食べなくなった。結局食べない

まま2学期が終わった。冬休み中も家では少量ながらも食べていたが，3学期が始まり不安ながらに最初の給食を少し口にしたもののムカムカ感が出現，吐くことへの不安が急に再燃した。その翌日から，登校を泣いて嫌がるようになった。家族の説得もあり，結局，登校はするものの給食は食べないまま午後までやって下校する日がしばらく続いた。本人は「給食の時間が近づくと心配になる。給食が出てくると，もし吐いたらどうしようと心配になっちゃう」，「吐いちゃうんじゃないかと思うと食べるのが怖い」と言い，背景に嘔吐や給食に対する恐怖感がうかがえた。食べて吐くことよりも，食べないで栄養失調になる方がもっと怖いことなどを説明し，少しでも給食を食べてみるように説得し，何をどのくらい食べたか記録するよう話したが，給食の摂取記録は白紙だった。しかし下校するとお腹が空いて我慢できなくなることもあるとのことだった。この段階では家では少量ながらもまだ食べていた。しかし小学4年になって次第に近所の行事で出される弁当も，受け取るものの食べず，給食以外での不食も目立つようになった。そして夏休み前には，家でも「お腹空かない」と言うようになり，下校後小さなおにぎりを1個食べると，夕食を食べなくなるといった状態になり，体重は3kg減少してしまった。家族が，もっと食べるようにと言うと，「そう言うと余計食べたくなくなる」と怒り出すなど，イライラ感もみられ，嘔吐に対する恐怖感で食べられない様子が目立った。また，これ食べても本当に吐かないかと

何か取り憑かれたように逐一家族に確認を求めてくるように
もなった。食べたそうだったのでその都度大丈夫だよと言っ
たが結局食べなかったという。本人はどうしても確認しない
と気が済まなく，やってしまうとのことで確認が癖になって
いるようでもあった。またやや不安そうに家の中をせわしく
動き回ることも目立った。

　夏休みに入り，どうせ家にいるんだから吐いてもかまわな
いからと言い聞かせ，家族が半強制的定量摂食を続けた結
果，家では少量ながらも口にするようになり，それとともに
摂食量がいくらか増え出した。この間，嘔吐は一度もなかっ
た。2学期に入り，最初の給食は一口手をつけただけだった
が，次第に数口に増え，その後1カ月くらいで3分の1くら
いは食べるようになり，2学期が終わる頃にはほぼ全量を摂
取できるようになった。朝晩もコンスタントに食べるように
なり，体重はほぼ回復，食べても吐かないかどうかの確認も
なくなり嘔吐恐怖もほとんど消えて登校を渋ることもなく
なった。また落ち着きのなさも目立たなくなった。

　この女児の性格傾向は家族によると，頑張り屋で几帳面だ
が頑固さもみられるとのこと，担任からは「真面目で責任感
が強く，与えられたことは最後までやり通す，成績もよい」
との評価だった。ただ，熱や咳など体の不調に敏感でやや心
気症的な傾向もあり，小さい頃からもし気持ち悪くなったら
どうしようと心配する傾向が強かったとのことであった。

　この例は，給食中に友だちが嘔吐し周囲が騒然となったこ

とで，病前性格も手伝って自分もそうなったらどうしようという不安が出現，その不安回避で給食を食べなくするうち次第に給食以外にも強迫的な不食行動が拡がって半飢餓化が進み，それに伴いそれまでの嘔吐不安が般化し嘔吐恐怖となって食べられなくなっていったものとみられる。

【例2】14歳　女子

　中学2年生の夏休みに家族とディズニーランドに出かけた際，ハンバーガーを食べ，気持ち悪くなったことがあった。吐き気はあったものの嘔吐はなかったという。このことがあってから，食べると気持ち悪くなるかもしれないと思って食べることを控えるようにしたという。次第に食べると気持ち悪くなる，食べられないといった訴えが目立つようになり，ほとんど食べなくなった。体重はハンバーガーの件以来わずか3週間で4kg減少し，38kgになった。生理もそれまで規則的だったのが止まってしまった。登校はしていたが，給食はほとんど食べていない様子だった。家族によると食べることを何か怖がっている様子で，口にするものといえば柔らかめの玄米粥を数口だけでそれも食べるのにかなり時間がかかるとのことだった。本人はもし気持ち悪くなったらと思うと怖くて食べられないとのことで，嘔吐に対する怯えが強かった。本人に対し，この恐怖感は，嘔吐に対する不安から嘔吐を回避することに強迫的にこだわって不食状態が続いた結果，飢餓的状態も関与して嘔吐不安がエスカレートして発

現したと考えられること，またこれまで実際に一度も嘔吐していないこと，そして食べて飢餓的状態を回復させていけば嘔吐恐怖は消えていく旨を丁寧に説明した。母親には半強制的定量摂食を少量から試みていただいた。その結果2週間で体重は1kg増えた。次第に1回の食事で普通のご飯1杯，みそ汁1杯，卵焼き，納豆，ヨーグルト，アイスぐらいは食べるようになった。半強制的な食事は続けられ，次第に出した分は食べるようになり，ハンバーガーの件以来5カ月くらいで体重はほぼ元に戻り，表情も明るくなり，嘔吐に対する恐怖感はみられなくなった。家族によると性格傾向は，不安感が強く，思いこみも強い方，しかし頑張り屋で成績も良い方とのことだった。

　この例はハンバーガーを食べてたまたま気分が悪くなったことを契機に性格傾向も関与して嘔吐不安が発現，その不安回避で食べなくするうち体重減少とともに嘔吐恐怖や摂食恐怖が発現し食べられなくなったとみられる例である。例1が他人の嘔吐行為や周囲の騒ぎを見て気になりだしたのに対して，この例は自ら吐き気を経験して気になりだしたという違いはあるが，ともに嘔吐回避目的の不食行動以降の発症経過や様相は基本的に同様とみられる。

■窒息恐怖の2例

【例1】7歳　男児

　小学1年の10月上旬，咽頭炎を起こし治療を受けていたが，食べ物を飲み込むときの違和感にこだわっている様子だった。10月下旬，咽頭炎が治まったので家族で回転寿司に行った。その際食べていた寿司を喉に詰まらせてしまった。本人はびっくりしたように苦しがったが詰まりはすぐ治まった。この頃から喉の詰まり感やつかえ感を気にして食べ物を注意しながら飲み込むことが目立つようになり，食べるのに時間がかかることもあって摂食量は次第に減ってきた。12月中旬頃には，粥やスープ，牛乳，ジュース類など流動食を除いてほとんど食べなくなってしまった。この頃から変に怒りっぽくなり，イライラしている様子が目立ってきた。12月下旬には喉の詰まりを気にして飲み込むことを怖がっている様子が目立ったという。そのくせアイスクリームはやたらに欲しがり，隠れてまで食べていたとのこと。またパン屋の店先では涎を垂らしながら食べたそうに見ていたという。年が明けて1月上旬には体重は4kgも減少してしまった。この頃からかなり柔らかく煮込んだジャガイモなどは口には入れるもののモグモグさせるだけで吐き出すことが目立ってきた。液状に近い粥やスープ，牛乳類ならなんとか飲み込む様子が見られたため，母親は半強制的に食べさせていった。しかし1月中旬になっても半固形物でも飲み込むこ

とを怖がる様子が強く，食べるのに時間がかかった。朝も同様な状態で，登校班にはいつも先に行ってもらった。また人前で食べることに抵抗があるようで何か警戒している様子も見られた。2月に入っても喉の詰まり感やつかえ感のこだわりは依然強く，いつも怯えるような様子で口癖のように食べ物が固いかどうかにこだわった。またこの頃，顔を歪めたり肩を揺すったりのチック的な症状がみられた。母親がバターを溶かすなど高カロリーに工夫した粥やスープ類などで半強制的摂食を続けていった結果，3月に入ってようやく柔らかく煮込んだシチューなら飲み込むようになり，摂食量が次第に増えだし中旬には体重も1kg増え，ハンバーグもそのままでは食べようとしないが小さく切ってやれば何とか口に入れるようになった。食べる時間も40分程度にまで短縮された。3月下旬には体重はさらに1kg増え，4月にはほぼ元に戻り，きっかけとなった寿司を除いて，喉の詰まり感や固形物へのこだわり，喉に詰まることへの怯え感はみられなくなり，口に入れたものを吐き出す行為や食事を避ける様子もなくなった。食べる速度も家族と同程度になり，一時みられたチック的症状も消え，笑顔も増えてきた。親から見た本児の性格傾向は，小さい頃から我が強く心配性とのことであった。

　このような性格傾向も関与して，喉の違和感にいくらかこだわっていたところに，寿司が喉に詰まり咽頭閉塞つまり窒息する事への不安が発現，その不安回避で食べなくするうち

体重減少とともに不安は窒息恐怖となり、その恐怖で食べられなくなったものとみられる。

【例２】４歳（幼稚園年少）　女児
　今度は幼児の例。４歳になった10月、誕生日を祝って出されたモンブランケーキ。うれしくてはしゃいでいるうちケーキにのっていた栗を誤って丸飲みしてしまい、痛がって大泣きしたことがあった。その後、栗や固形食は一切口にしなくなり、次第に食事も避けるようになった。11月上旬には、食事を用意しても「お腹が空かない」と言って、ジュース類や牛乳しか口にしなくなった。しかし、その割には、自分でご飯をよそってみたり、袋菓子をあけてみたりと、どうみても食べたがっているようだったが、結局食べなかった。ジュース類は口にするとのことから粥やシチューなど流動食で半強制的摂食を試みてもらった。１週間後、粥は少し食べるようになったものの、それしか口にしなかった。12月上旬には、口に入れてもモグモグさせるだけで、隠れるように吐き出してくることが目立つようになり、飲み込むことを怖がっている様子がうかがえた。さらに12月中旬になっても、食事を出してもつついて遊んでしまうだけで、結局食べない状態が続いた。そのくせ食事を下げると、今度は母親の目を盗んでアイスを探し出し隠れて食べたりするなど隠れ食いが目立つようになった。体重は１kg減少してしまった。それでも、粥やシチューにバターを溶かすなどしてカロリーアッ

プに工夫していただきながら，だましだまし半強制的摂食を続けていった結果，次第に小さく切ってシチューに浸した食パンや極小さいおにぎりなら食べるようになった。隠れるように吐き出しに行くことも次第になくなり，ラーメンも食べるようになった。2月に入って体重はようやく元に戻り，笑顔が増えてきた。隠れ食いらしき食べ方はまだいくらかあるものの，以前のように怯えてこそこそした感じではなくなり，食べ方も次第に速くなった。3月には，ごく普通の幼児の食べ方に回復し，体重もさらに増えてきた。この例の性格傾向は，小さい頃から不安感が強い方だが，子どもにしてはよく気が利き，何でも覚えが早かったという。

この幼児例も，こうした性格傾向が関与して，ケーキの栗を丸呑みして痛がったことをきっかけに咽頭痛や詰まり感に対する不安が発現，その不安回避で食べなくするうちそれらの不安感が恐怖感となって食べられなくなっていったとみられる。やはり AN 同様，飢餓起因とみられる食へのこだわりや隠れ食いもみられた。

以上の4例は，いずれも回避・制限性食物摂取障害（DSM-5）とみられる例である。発症の契機はそれぞれ異なるが，契機に関する不安を回避するための強迫的な不食行動，その不食を続けるうち飢餓に陥っていくのに伴い発現してくる不食の契機に関する恐怖，その恐怖で食べられなくなっていく様相，一部の例にみられる食へのこだわりや隠れ食いなど，そ

して半飢餓ないし飢餓状態から改善するのに伴って恐怖感などが減弱し次第に普通に摂食できるようになることなど，基本的に AN の発症様相，回復様相と同じと考えられる。また年少例であっても，性格傾向が関与し，強迫性や不安回避傾向が強いほど発症リスクは高くなると考えられる（稲沼，2000b）。

　ところで嘔吐不安から嘔吐恐怖を発症した例で，以上のような摂食障害を呈しなかった例があった。詳しく調べた結果，こうした例は「食べると吐く」という認識がほとんどみられず，不食にこだわらなかった例であった。従って嘔吐不安が発現しても「食べると吐く」という認識にならず，食べないことにこだわらなければ嘔吐恐怖だけで経過し，逆にその認識が強く食べないことにこだわり出せば摂食障害に陥ると考えられた（稲沼，2005）。このことは窒息恐怖の例でもおそらく同様とみられる。

　やはりこの観点から見ても，食べないことにこだわり出すかどうか，強迫的な意図的不食行動を引き起こすかどうかが，摂食障害発症のキーポイントと考えられる。

■ AN の古典とされるラセグ（1873）の症例

　今から150年前に発表された AN の古典とされるラセグの報告例（Lasègue, 1873），じつはこの例も発症契機は痩せ願望によるダイエットではない。この報告例が掲載された論文

（Lasègue, 1873）は，本城秀次，児玉真季，柴田昌子によって邦訳（本城ら，1992）されているので，そこから発症経過に関する部分のみ引用抜粋してみたい。なお，文章としてつながるよう語句を一部変更（（ ）内）してある。ラセグは8症例（18〜32歳）をある程度まとめて一般化した形で発症経過を3段階に分けて記述している。拒食性の摂食障害を考える上で極めて参考になる例である。

【第1段階】「はじめに，彼女は食に続いて不快感を経験する。それは，漠然とした満腹感や不安感，食後の，あるいはむしろ食事開始とともに起こってくる胃痛である。（中略）同じ感覚が翌日繰り返され，それは何日も続き，取るに足らないものではあるが，頑固である。そのとき患者は，漠然としているが，我慢できない不快感に対する最善の治療法は食べ物を減らすことであると思い込む。（中略）徐々に彼女は食べ物を減らす（。）（中略）そして数週間後には，一時的と考えられた食べ物に対する嫌悪ではなく，無限に長引くかもしれない食べ物への拒絶が存在する。（中略）自分の意志による栄養失調が数週間前から始まった（。）（中略）患者は食欲をなくしてしまっており，患者が食べることに同意するためには，苦痛に対する恐れを克服することが必要（。）（中略）食事に対する嫌悪はゆっくりと進行していく。食事はますます減らされてい（く。）（中略）患者は，パンや肉や野菜といった食べ物のあるものを次々と取り除いてしまう。（中

略）事態は数週あるいは数ヵ月と長期化する。しかしその間，一般健康状態は不利な影響を受けているようには見え（ない。）（中略）栄養量は患者の通常量の10分の1にも満たないが，憔悴はみられない。（中略）食事量の減少は，突然にではなく，徐々に行われていったという事実を考えなければならない。身体エネルギーの収支バランスは，思ったより容易に食事量の減少に慣れてしまう。（中略）既定の事実として，栄養量の減少が筋力を弱らせるどころか，活動能力を増大させる傾向にある（。）（中略）徐々に無食欲が関心と話題の唯一の対象となる。」

【第2段階】「患者はある種の精神病患者のように杓子定規に考え（る。）（中略）患者の反応は（略）一層単調なものとなる。患者は，栄養は自分にとって十分であると答える。加えて患者は，自分は変化していないし，痩せてもいない（。）（中略）自分はどこも具合悪くない（。）（中略）この時期には，早期の段階にみられた苦痛は軽減あるいは消失してしまう。（中略）『具合が悪いから食べられないの』という以前のことばにかわって『気分は悪くないし，体の調子はいいわ』というのが単調な決まり文句となる。（中略）食欲の欠如，漠然とした感覚に対する恐怖，栄養の試験的摂取に対する絶対的でしかも次第に増大する拒否といったものから構成される第2段階の間，患者は変化のない状態に止まる。頑固さは（略）何ヶ月かの間持続する。」

【第3段階】「すでに不十分で不規則であった生理は停止し，口渇が起こってくる。（中略）るい痩が急速に進行し，それとともに全身の衰弱が増大する。運動は困難となり横になったままでいたがるようになる。」

「この論文の基礎として用いた観察症例は全部で8例である。全例女性で，最年少は18歳，最年長は32歳であった。（中略）その病気が始まった日をはっきりと位置付けることは容易であった。（中略）病気は，（略）18か月から2年間は持続すると言うことができる。（中略）すべての症例は規則通りに経過していった。」

　以上が発症経過に関連する記載の抜粋である。Lasègue（1873）が提示した各段階をまとめると，発症経過は次のようになる。

　第1段階：
①不安感を伴う食後の漠然とした感覚（耐え難い不快感や胃痛）を経験，それを回避するためには食べ物を減らすことと思い込み食べることを制限し出す。
②食事量は徐々に減らされていく。
③事態は長期化しているものの憔悴はみられず，食事量の減少に容易に慣れ，活動能力は増大する。
④次第に，無食欲が顕現する。

第２段階：

①杓子定規な考え方になり，反応は一層単調なものになる。

②痩せてきたにもかかわらず「栄養は十分」，「痩せてはいない，どこも具合は悪くない」などの言動が出現する。

③早期の段階でみられた苦痛は軽減または消失してしまう。

④漠然とした感覚に対する恐怖がみられ，食事拒否はさらに増大し，数カ月持続する。

第３段階

①月経は停止，るい痩は急速に進行する。

このラセグの例の発症契機は，痩せ願望を動機としたダイエット行動ではなく，「不安感を伴う食後の漠然とした感覚」の回避を動機とした摂食制限行動とみられる。やはり不安回避目的の意図的かつ強迫的な不食行動である。この例はANの古典とされているが，痩せ願望や肥満恐怖はみられない。ただ「痩せてはいない，どこも具合は悪くない」などの言動から体型の感じ方の障害や病識の低下ないし欠如はみられる。ANは肥満恐怖の発現で食べられなくなるわけだが，これに相当する恐怖は，おそらく食事制限行動の契機となった「不安感を伴う漠然とした感覚」に対する恐怖とみられる。つまり食後の耐えがたい不快感など不安感を伴う漠然とした感覚を回避するために摂食制限を開始，摂食量が徐々に

減らされていくのに伴いるい痩化が進み無食欲状態も顕現，
そして「不安感を伴う漠然とした感覚」は強迫的に回避され
るに従い次第に般化，恐怖となって，その恐怖で食べられな
くなっていったという発症経過が考えられる。病前性格につ
いては詳しい記載はないが，「従順でない」とか「頑固」と
いった記載や不快感にこだわり食べることを制限し続けるこ
とができるといった態度からやはり強迫性が考えられる。こ
のラセグの例も，発症契機に関する不安を回避する目的で不
食行動を続けるうち体重減少とともに発症契機に関する恐怖
が発現し，その恐怖で食べられなくなっていく点において，
以上に述べた 4 症例と似ており，さらには AN（DSM）とも
似ている。この点について次項で述べてみたい。

拒食性摂食障害の発症メカニズムの本質は

【要点】
- AN など拒食性摂食障害における食べられなくなるメカニズム
- 発症メカニズムの本質は不食を伴う強迫的不安回避行動の制縛化現象か
- 直接的発症要因は食欲に抗ってなされる不安回避目的の強迫的な意図的不食行動
- AN の直接的発症要因は痩せ願望による強迫的ダイエット行動
- 心理的ストレスなど心理的要因は間接的要因ないし誘因にはなり得る

AN をはじめとした拒食性の摂食障害には共通するメカニズムはあるのだろうか。

■ 食べられなくなるメカニズムについて

まず食べられなくなるメカニズムについてである。既に述べたとおり，AN では，痩せ願望から痩身化目的のダイエット行動が開始され，ほとんどの例で減量運動も加わって強迫

的に継続されていく。これには強迫的な病前性格傾向が関与する。開始後次第に強迫的心性が高まり痩身追求に強迫的にこだわるようになる。次第に体重の減少とともにダイエット行動に慣れ出し一時の高揚感が出現，「もうちょっといけるかも」とダイエット行動が続けられるうち空腹感を感じなくなり，不安感や抑うつ感などが高まってくる。やがて体重が顕著に減少するのに伴って肥満恐怖が発現，その恐怖で食べられなくなるという経過であった。つまり自身の肥満に対する不安から，その不安を回避するために痩身化目的の意図的不食行動が開始され減量運動も加わって強迫的に継続されていく。次第に高まる強迫的心性や身体の飢餓化も関与して痩身追求行動とともに肥満に対する不安はエスカレート，次第に肥満不安は般化して肥満恐怖となってその恐怖で食べられなくなるとみることができる。

　また回避・制限性食物摂取障害（DSM-5）に属するとみられる嘔吐恐怖で食べられなくなる例。この例では誰かが嘔吐した場面を見たり，何かを食べて気持ち悪くなったりしたことをきっかけに，食べてもし吐いたらという嘔吐に対する不安が発現，この不安を回避するためには食べることを控えることと考え，やはり強迫的な性格傾向が関与して，摂食制限行動すなわち嘔吐不安を回避する目的の意図的不食行動が始まる。この行動も強迫的に続けられ体重減少とともに次第にエスカレート，身体の飢餓化に伴い嘔吐に対する不安は次第に般化して嘔吐恐怖となってその恐怖で食べられなくなる

という経過であった。また同じく窒息恐怖で食べられなくなる例は，食物が喉に一過性に詰まったか詰まりかけたことをきっかけに，食べ物が喉に詰まることすなわち窒息への不安が発現，やはり強迫的な性格傾向が関与してその不安回避で注意しながら飲み込むようになる。つまり窒息する事への不安回避が目的となった一種の意図的な摂食制限行動であるが，そうするうちに摂食量は次第に低下，経過が長引くにつれ体重も減少していく。やはり飢餓化に伴って窒息することへの不安は般化していき窒息恐怖となってその恐怖で食べられなくなるとみることができる。

　また先述した AN の古典例とされるラセグの例。あるとき不安感を伴う食後の漠然とした不快な感覚が発現，その不快な感覚にこだわり，この感覚を治すには食べ物を減らすことと思い込み，食事制限を開始，強迫的に続けていくうち無食欲状態となり，るい痩化がさらに進むにつれ漠然とした感覚（不快感）に対する恐怖が発現，その恐怖に支配され食べられなくなったとみられる。つまり，不安を伴う食後の漠然とした不快感を回避するための食事制限すなわち不安回避目的の意図的不食行動が開始され，頑なに実施されていくうちるい痩化とともに食欲を感じなくなり，さらなる不食行動とるい痩化に伴って漠然とした不快感に対する不安が般化して恐怖となってしまい，その恐怖に支配され食べられなくなったとみることができる。

　従って，AN（DSM）をはじめとしたこれまで例に挙げた

拒食性の摂食障害における食べられなくなる共通のメカニズムを抽出してみると次のようになる。あるとき摂食行動が関係する何らかの不安を抱く（不食の契機）。そしてその不安を回避するには食べることを制限することと考え始め，不安回避目的の意図的不食行動を開始する。病前性格はいずれの例も強迫傾向として括ることができ，この性格傾向が発症に深く関与する。不食の契機にこだわって強迫的に不食行動を続けるうち飢餓化に伴い行動はますますエスカレート，次第に不食の契機に関する不安が般化して恐怖となり，その恐怖に支配され食べられなくなるというメカニズムが浮かび上がってくる（稲沼，2009a）。つまり食行動から見れば，不安を回避するため食欲を抑えつけ食べないようにしていたのが，恐怖の発現で食べられなくなってしまうわけである。この発症メカニズムにはおそらく身体の飢餓化にともなって高まるようにうかがえる強迫的心性も関与しているように推測される。これが拒食性の摂食障害に共通する「食べられなくなるメカニズム」ではないかと筆者はみている。

　意図的不食行動とは，既に述べたように，人という動物の生命維持システムの一つである食欲，その食欲を何らかの理由で何かを意図して自らの意思で抑えつけること，つまり食欲に抗って食べないこと，食べ物を嚥下しないことと筆者は捉えている。結果的に生命維持システムに反して飢餓を引き起こす。すなわち自己誘発飢餓である。つまり拒食性の摂食障害の場合，自らの意思で食欲よりも不安回避を優先させて

しまうわけである。だからこのように自己誘発飢餓の観点から見れば，例えば糖尿病治療における過度のカロリー摂取制限やアスリートの過剰運動による過度のエネルギー消費も摂食障害発症に対してハイリスクかもしれない。

■発症メカニズムの本質は

　さらに拒食性摂食障害の発症経過全体の共通性についてみてみたい。ここでも既に述べてきたことの繰り返しになるが，AN（DSM）では痩せ願望から強迫的な病前性格が関与して食事制限や減量運動など痩身追求行動を強迫的に続けるうち体重の顕著な減少とともに肥満恐怖が発現する。そしてこの恐怖の発現とともに体型や体重など痩身追求で強迫的にこだわってきた対象の認知的歪みが発現，つまり鏡を見ても痩せ具合がよく分からなくなったり，体重計に乗って指針や数値を見てもピンとこなくなったり，目の前の食事量が多いのか少ないのか量の感覚が分からなくなったりして，痩身追求の手がかりがつかめなくなってしまう。そのため「もしリバウンドしてしまったら」とか「太っちゃうんじゃないか」といった肥満恐怖と相まって痩身追求行動はますます止められなくなり，さらに激しくなっていく。当然ながら身体の飢餓化もさらに進行していく。次第にカロリー計算やご飯の計量，減量運動など痩身追求行動は肥満恐怖の回避で繰り返されてしまう結果，学習強化され，「食事になると頭のなかで

勝手にカロリー計算が始まる」など，「いつもの時間いつもの場面になるといつものようにやってしまう」といったように「反射」的色彩を帯び出し，次第に意思によるコントロールが困難になってしまうという経過であった。つまり，それまでやってきた強迫的な痩身追求行動に囚われてしまう，言い換えればANは強迫的痩身追求行動の制縛化現象とみることもできる。おそらく飢餓化に伴い高まる強迫的心性もかなり関与しているのではないかと考えられる。

　次に嘔吐恐怖が発現する例である。もし吐いたらどうしようと嘔吐することへの不安を抱いたことをきっかけに，嘔吐回避にこだわるようになる。やはり強迫的な性格傾向が関与して，嘔吐を回避するための強迫的な不食行動が続けられていく。家族に対し目の前の食品を食べても吐かないかどうかを確認する行動も出現し，強迫的な嘔吐回避行動は次第にエスカレートしていく。そして身体の飢餓化に伴ってそれまでの嘔吐不安は般化し嘔吐恐怖が発現，その恐怖で食べられなくなるという経過であった。そしてそれまで強迫的にやってきた食べても吐かないかどうかの確認行動も恐怖回避で次第にエスカレート，逐一確認しないと気が済まなく取り憑かれたようにどうしてもやってしまうという様相になってくる。つまり食べても吐かないかどうかの不安回避目的の強迫的な確認行動は嘔吐恐怖の発現とともにさらにエスカレートしてしまい，次第にその行動をやらないと気が済まないといったように強迫的な確認行動すなわち嘔吐回避行動に囚われてし

まう，つまりこの例でも強迫的な不安回避行動が制縛化して
しまうとみることもできる。

　また，窒息恐怖が発現する例も同様とみられる。食べ物が
喉に詰まりかけたか一過性に詰まったことで，窒息に対する
不安が発現，その不安回避に強迫的にこだわり，時間をかけ
て注意しながら飲み込むうち摂食量が低下，また固形物を避
けることでも摂食量が低下していき，窒息感や窒息回避への
強迫的なこだわりはエスカレートしていく。いつも食べ物が
固いかどうかにこだわったり，食べたものを飲み込まずに吐
き出すようになったり，窒息することへの強迫的不安回避行
動はエスカレート，次第に窒息恐怖が発現する。おそらくこ
れには半飢餓化も影響しているとみられる。食べ物が固いか
どうかのこだわり行動も怯えるような口癖のようになって繰
り返されるに従い，次第に半ば反射的にやっているようにも
見える様相となってくる。この例も窒息する事への強迫的な
不安回避行動が，窒息恐怖の発現で次第に制縛化されてしま
うとみることもできる。

　次に前出のラセグの報告例（Lasègue, 1873, 邦訳：本城
ら，1992）。あるとき「不安感を伴う食後の漠然とした不快
な感覚」を経験，この感覚を回避するには食べ物を減らすこ
とと思い込み不食行動が始まり，その漠然とした不快な感覚
にこだわって強迫的に続けられていく。次第に無食欲状態と
なり，るい痩化とともに漠然とした感覚に対する恐怖が発
現，食事拒否はさらに増大し，いっそう単調な杓子定規的な

やりとりになっていくという発症経過とみられる。この例では「不安感を伴う食後の漠然とした不快な感覚」を回避するための強迫的な食事制限行動，つまり不食を伴う強迫的不安回避行動が，漠然とした感覚に対する恐怖の発現によりいっそう強まり，次第にその行動に囚われてしまうようにみられる。ラセグの報告例では，漠然とした感覚に対する恐怖の発現とともに強迫的不安回避行動が制縛化されていくような具体的な描写はあまりないが，食事拒否が増大しいっそう単調な杓子定規的な会話になるなどの記述は制縛化をいくらか物語っているのかもしれない。

　従って，嘔吐恐怖の例にしても，窒息恐怖の例にしても，ラセグの報告例にしても，痩せることにこだわり不食行動だけでなく減量運動まで加わって強迫的に痩身追求行動を続けるうち肥満恐怖の発現とともに次第に痩身追求行動に囚われてしまうという AN ほどには強迫行動の制縛化がはっきりとは表に現れないものの，やはり強迫的な性格傾向が関与し不食を伴う不安回避行動を強迫的に続けるうち飢餓化に伴い次第に不安が般化し恐怖となり，その恐怖に支配され強迫的不安回避行動はますますやめられなくなり次第に制縛化されてしまうという様相がうかがえる。そして，この背景には，先にも触れたが，不食行動以降の持続的飢餓の心理面への影響，とりわけ強迫的心性の高まりが強迫行動に関与しているのではないかと筆者には思われる。これが AN など拒食性摂食障害の発症経過全体に共通する本質的なメカニズムではな

いかと筆者は考えている。つまり拒食性の摂食障害は，不食行動を伴う強迫的不安回避行動の制縛化現象とみることができ，これは強迫性障害（OCD）の発症メカニズムに酷似していると考えられる（稲沼，2002b，2003，2009a）。AN と強迫性障害との関連については，先に述べたように，既に60年以上も前に石川ら（1960）が，本症は強迫神経症との関連が極めて密接である，と指摘しているが，最近，海外では，この関連に飢餓の生理学的視点を加えたさらなる研究がみられる（Godierら，2014，Lloydら，2017など）。

■ 直接的な発症要因は

　このように捉えてみると，拒食性摂食障害の直接的かつ中核的な発症要因は食欲に抗ってなされる不安回避を目的とした意図的不食行動とみられる。つまり，AN（DSM）や回避・制限性食物摂取障害（DSM-5），さらにはラセグの古典的症例などの例は，自らの摂食行動が絡む何らかの不安（危険）を抱いた結果，その不安（危険）を回避するには「食べないようにする」との認識になり，それを自らの意思で実行するという意図的不食行動が直接的な発症要因と考えられ，この食欲に抗って食べないという行為が最も重要なポイントと考えられる。とくに AN については既に60年も前に下坂（1961）が，その後，野上（1983），末松（1985），しばらくして清水（2008）もこの行為を指摘している。そしてこの意

図的不食行動には性格傾向における強迫性や完璧性，不安回避の強さなどがかなり関係するとみられる。そしていずれの例も発症，すなわち各徴候の発現は，この意図的不食行動開始以降である。

　従って，拒食性摂食障害のなかでも AN（DSM）の直接的な発症契機，発症要因は，痩せ願望による意図的不食行動すなわちダイエット行動とみるのが最も合理的と考えられる。そしてこのダイエット行動は，性格傾向における強迫性や不安回避の強さなどがかなり関係するとみられる。

■心理的ストレス因について

　そして AN をはじめ拒食性摂食障害の発症要因で指摘される心理的ストレス因であるが，これまでみてきた発症様相からみると，少なくとも直接的な発症要因とは考えにくいと思われる。例えば AN で指摘されるような「ストレスフルな社会」とか「母子間のネガティブな愛着関係」とか「自己肯定感が低い」といったような心理的要因は，これまで検証してきた観点から考えると，筆者には発症における合理性が得られず，少なくとも発症の直接的要因とは成り得ないのではないかと考えられる。つまり心理的ストレスから心身症的反応として食欲不振に陥ったとしても，その反応で AN が発症するということは考えにくいと筆者には思われる。

　しかしながら，次のような心理的ストレスなど心理的要因

は間接的要因ないし誘因にはなり得るとみられる。例えば
AN であれば，面と向かってデブと言われたとか，やや太め
と思って気にしていた体型を誰かにじろじろ見られたと思い
込んだとか，新学年の4月の身体計測で友だちの計測結果と
比較して少し落ち込んだとか，クラスで可愛いともてはやさ
れる女子が小顔でスリムだったとか，SNS にアップされて
いる細身の他人自画像を見て「よし自分も」となったことな
ど，またメディアに登場するアイドルグループのメンバーが
皆痩せていて格好いいと普段から思っているとか，太ってい
る人がこれだけ痩せたと謳うジム系 TVCM の影響などが挙
げられる。また食べると吐くかもしれないという不安から不
食行動が始まる例では，朝から体調不良で登校し，給食中に
気分が悪くなって吐いてしまって周囲のひんしゅくを買った
か買ったと思い込んでしまったこと，また喉の詰まり感を気
にして食べられなくなる例では，実際に少し苦しかったこと
に加え，生まれて初めてとんでもない切迫感に襲われたこと
など，このようなことなどが発症に関わる間接的要因ないし
誘因，つまり心理的要因となるのかもしれない。

　AN をはじめとした拒食性摂食障害の発症要因について私
見を述べたが，このような捉え方を読者の皆様はどう思われ
るだろうか。

過食症（過食／排出型）について

【要点】
- AN の発症過程で発現する過食衝動や過食行動は体重回復で消失傾向
- 体重回復傾向になければ次第に過食／排出モードに，そして BN に
- このように捉えると BN は AN の派生型とみられる
- 長期にわたる過食／排出行動が脳に及ぼす影響は

　過食症，DSM によれば神経性大食症（Bulimia Nervosa；BN），すなわち過食して自己誘発嘔吐や下剤の乱用で排出してしまうタイプの摂食障害についてである。筆者の経験では，BN は思春期例ではほとんどみられず，大部分が成人例であった。そうした例はおそらく思春期あるいは青年期に AN を発症したことがそもそもの発症要因とみられ，BN はおそらく AN から派生したものではないかと考えられる。というのも既に述べたように，AN ではダイエット開始後，体重が最も減少した付近もしくはやや増加した付近で，過食行動が対象とした例の約60％にみられた（稲沼，2013）という臨床的事実がある。この事実は BN の発症について，非常に重要と思われるので，多少繰り返しになるが，少し詳しく

述べておきたい。そのうえで BN の発症メカニズムについて
述べてみたい。

■ AN の発症過程で発現する過食衝動

　まずこの AN における過食行動の考えられる発現メカニズ
ムである。AN の発症経過の臨床的事実の項でも述べたよう
に，痩せ願望からダイエットを始め，連日のように強迫的に
続けていくうち，体重はやがて顕著に減少，身体的には飢餓
状態に陥る。強い摂食衝動すなわち過食衝動とそれに伴う過
食行動はこの段階でみられた。自覚的には食欲と言うより
は，身体内部からわき出て摂食に駆り立てられるような，身
体に操られているような，人によっては意識でコントロー
ルすることがかなり困難な相当強い衝動とみられる。例え
ば「いま，食べたくて食べたくてしょうがない，あたし一体
どうなっちゃったのか」とか「少し食べ出すと止まらなくな
る，自分で止められない，ご飯茶碗は小さめ（実際は普通サ
イズ）だとは思うが，お代わりが 3 杯目にいきそうなときは
母親に止めてもらうことにしている」とか「食後であっても
台所に行って食べてしまう，どうしても我慢ができない」と
いった本人たちの言動や，また親たちの [(食べようとしな
いので）ちょっとでもいいからと説得しながら少しずつ食べ
させていくと，今度は底なしのように食べてしまう，見かね
て取り上げると怒り出す] とか [夕食を決められた分食べた

のに夜9時頃にまたご飯をそれも炊飯器から手づかみで食べていた，注意したら怒りだした］といった言動からうかがえた。この過食衝動は，強迫的なダイエット行動によって深刻な飢餓状態に陥っている身体の悲鳴とも思われ，おそらく身体側が生命維持装置の緊急スイッチを入れ，強い摂食衝動を発動し意識レベルに摂食を働きかけるのではないかと推測された。おそらく心理状態としては，痩せ願望から「食べてはいけない」という意識と身体の奥底からわき出てくるような強い摂食衝動つまり過食衝動とのせめぎ合い状態にあったのではないかと思われる。体重がわずかに増えた段階でみられた例は，もしかするとこの過食衝動に耐えきれず過食してしまったことによる体重増だったのかもしれない。ANの治療的アプローチでも述べたように，この過食衝動と過食行動は，患児が食べたがらなくても逆に欲しがっても，家族とくに母親が患児に対し毎食一定量を何とか食べさせることを基本としたアプローチにより，一過性に顕著になるものの，体重が次第に回復するにつれて消えていった（稲沼，2013）。これも臨床的事実である。つまり，少しずつ一定量の摂食量の積み重ねによって飢餓状態を軽減させていけば，身体にとっては生命維持に対する危険性が減り，その分過食衝動は弱くなり，過食衝動が弱くなれば過食行動の発現も減るものとみられる。だからなんとかしてこのようなポジティブスパイラルにもっていければ，飢餓状態・低栄養状態が改善するのに伴って過食行動は消失するということになる。この現象

は身体サイドから見れば当然の帰結とみられる。

■体重が回復傾向になければ過食衝動は治まらず，過食/排出行動が出現，そしてBNに

　こうした方法で体重回復にこぎ着けることができた例は少なくなかった。しかし，なかには過食衝動に対して自制心が効かなくなり，家族が寝静まった夜遅くに起き出して多量に食べてしまい精神的に不安定になった例や，それまでのダイエットの反動も手伝って，「1回食べたらもうおしまい，こうなったらどんどん食べてやれ」的に堰を切ったように止めどもなく過食してしまい，摂食行動のコントロールが困難になり，過食/排出モードに入りかけた例もわずかながらあった。過食に走ってしまっても痩せ願望は依然として強くあり，肥満恐怖もあるとみられる。だから過食衝動に負けてしまうことを繰り返すうちに「こうなったら思い切り食べてその分吐き出せばいい」とか「下剤を使って出してしまえばいい」となって過食/排出モードに変わっていく例もあるのではないかと思われる。過食しても排出されてしまえば，身体にとっては依然として飢餓状態であり，再び過食衝動が引き起こされ，結果，再び過食して再び嘔吐する。こういうことが繰り返されるうち，それまでのダイエットモードは過食/排出モードに変わってしまい，その結果BNを発症させてしまうのではないかと考えられる。こうした経緯が，BNはお

そらく AN から派生した形態ではないかと筆者がみている理由である。途中で来院されなくなってしまった思春期例のなかにはこうした例もあったのではないかと推測される。馬場（1985）も，BN は単独での発症は稀で，多くは AN のエピソードをもっているとしている。つまり，AN では拒食とるい痩の後に過半数の患者が激しい過食状態に移行し，以後は拒食期と過食期を交互に繰り返すようになるとして，AN における過食行動と BN の関連性を示唆している。また粟生（1991）も BN の患者には，発症前，過剰なダイエットを続けていた場合が多いとし，ダイエットを続けるなかで過食衝動が発現，それを抑えられなくなって大食いしてしまう，こうしたことが BN の発症と関連があるのではないかとみている。

　そして，こういうことを数カ月から数年と続けていけば，次第に遷延化して日常的に過食して嘔吐するという行動に支配されてしまうのではないかとみられる。図12は体重変動からみた BN の発症経過である。ある意味，過食 / 排出行動が制縛化されてしまい，「分かっちゃいるけどやめられない」的心理状態になってしまうのかもしれない。またこのように BN になって遷延化してしまう例は，AN のまま回復していく例に比べると，もしかすると「自制心」的なものがやや弱いのかもしれない。頭に描いた理想の痩身スタイルをダイエットで目指しながら，過食衝動に駆られ過食してしまい，今度は肥満恐怖から排出行動に走ってしまう，そして「こう

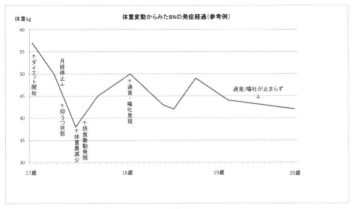

図12

いう自分は一体何をやってるんだろう」と自虐的になり自信
喪失感に支配されてしまう。自尊感情が低いと言われる所以
はおそらくこんなところにもあるのではないかと筆者には思
われる。だから指摘されている「自己不全感」や「低い自尊
感情」は，対人関係の「行き詰まり」や「欠如」などによる
というよりは，このような現象によるものではないかと考え
られる。AN，BN とも自尊感情が低い（否定的な自己評価）
とされ，それが発症のリスクファクターの一つとして指摘さ
れている（Fairburn. et al, 1999）が，筆者の得た臨床的事実
からはむしろその逆，つまり AN や BN を発症した結果，自
尊感情が低くなったのではと思われてならないがいかがだろ
うか。

■長期にわたる過食／排出行動の脳への影響は

　そしてあと一つ，長期にわたって遷延化してしまったBN
の成人例で気になることがある。こうした例の心理カウン
セリングを通して感じたことだが，過食／排出行動が習癖化
し遷延化してしまった例のなかには，今までの経緯を伺って
も，何故こうなったのかなどあまり自覚されていない方が少
なくなく，患者さん自身の現状認識も客観性に乏しく精神的
な視野の狭さがうかがえた。そして過食／排出をやめられな
いつらさや，そういう自分に対する自信のなさ，自己否定感
などを訴えるものの，その割には深刻感があまりうかがえ
ず，どこか人ごとのようで，過食／排出行動をどうしたいの
か，どう向き合いたいのかといったことにはあまり考えが及
んでいないような印象を受けた。そして心理カウンセリング
をしていても今一つ共感がもてないようなある種の違和感が
あった。しかしこのようなことは，罹病期間がせいぜい1年
前後で何とか体重が回復したANの思春期例では，低体重で
肥満恐怖や強い摂食衝動が発現していた時期でもあまり見ら
れず，またそれなりの深刻感もうかがえ，こちらからの治療
的提案に対しても向き合う態度がみられ，心理カウンセリン
グではある程度噛み合ったやり取り感があった。だから，こ
の違いは一体何なんだろうかと筆者のなかではずっと気に
なっていた。やはりひとつに考えられることは，あくまで可
能性としての推論だが，数年以上という長期間に及ぶ過食／

排出行動が脳に及ぼす影響である。筆者が出会った例のなか
には，10年近くも毎日のように過食/嘔吐を続けていた例も
あった。過食するとはいえ排出されてしまえば，ほとんど不
食状態に近く，その意味では身体においてある種の慢性的
低栄養状態，栄養失調状態にあるのではないかと思われる。
BN のこうした経緯を身体サイドで見れば，身体はおそらく
このような過食/排出行動にも慣れ出し（いわゆる順応），
過食後排出されるまでのわずかな時間，身体にとどまる栄養
源で切り詰めた生命維持活動をしながら遷延化に至ったので
はないかと思われてならない。だから脳に対する栄養補給も
ほとんどおぼつかなく，結果，精神面，例えば認識や思考面
さらには人格面などに対して何らかの悪影響を及ぼす可能性
があるのではないかと考えられる。しかしこうしたことはも
しかすると AN のまま遷延化した重症例，筆者には臨床経験
がないが，このような例でも起こりうることかもしれない。
AN でも BN でも脳の萎縮を引き起こすことが知られており
（Garner, 1997），長期に及ぶ慢性的低栄養状態が脳の機能面
つまり精神面に対して何らかの影響を及ぼすことがあっても
まったくおかしくないのではと思われる。是非とも今後の研
究が待たれる。

　それから，BN については，排出行動を示さないタイプも
あるといわれているようだが，BN は痩せ願望によるダイ
エットで発症する AN から派生するとみた場合，排出行動の
みられない BN は存在しないのではと筆者には思われるが，

いかがだろうか。

　あと，BN の男子例は筆者の臨床経験からはなかった。つまり先述したように AN の男子例はあるが，過食嘔吐につながる例はなかった。この理由として痩身化へのこだわりが女子ほどではないのかもしれないなどが考えられるが不明である。

おわりに

　はじめに述べたように本書では摂食障害について，筆者の臨床経験を通して得られた臨床的事実とそこから考えられることを中心に述べ，いわゆる心理的背景の分析や解釈はできるだけ避けてきた。それは事実としての現象をできるだけ客観的，科学的に捉えることを試みるなかで，摂食障害の発症要因やメカニズムなど病態の本質を明らかにしたかったからでもある。従って，例えば AN の発症要因との関連で従来から指摘されてきた心理的背景における精神病理などについてはあえて触れなかった。

　ただ最後に一言だけ述べておきたい。摂食障害，なかでも AN の発症要因に関しては，心理的環境要因とりわけ母子間の問題，例えば母子間に基本的信頼関係ができていないとか母親の愛情に欠けるといったネガティブな母子関係などを指摘する見解がみられるが，少なくとも筆者が出会った例では，そのような問題はほとんどみられなかった。言ってみれば，ごく普通の家族，母子関係だった。確かに母親から年齢にしては大人扱いされる患児が少なくなく，その関係性から見方によっては愛情や甘えが十分に満たされていないか満たされてこなかったかのように見えてしまい，母子間になんらかの軋轢があるかのように感じてしまう関係，例えば「基本的信頼関係」ができていないかのように見えてしまう例は

あったが，そうした例でも患児に寄り添って毎回一生懸命に通院し，母親のみとの面接では，涙ながらに回復を懇願してくる母親は少なくなく，母親の我が子に対するそれなりの愛情は十分感じられた。またこのような母親はこちらが指摘する問題やその解決に向けどうすればいいのかなどの理解も早く，どちらかというと理知的なタイプが目立った。一方，ANの患児もどちらかというと理性的で，真面目，几帳面，頑張り屋，勉強の成績も良く，年齢にしては大人びた子が比較的多かった。おそらく幼い頃からその傾向にあったため，特段母親の手を煩わせることもなく，故に母親もそれなりの扱いできてしまい，その結果，見方によってはあたかも我が子に対して愛情に欠けるかのように見えてしまうこともあるのではと考えられた。少なくとも筆者の臨床経験からは，母親の愛情が不足しているとか，基本的信頼関係が欠如しているとか，情緒的響き合いに欠けていると言い切れる症例はなかった。

　また発症後イライラ感が目立つようになった患児が，とくに食事になると決まってイライラ状態が激しくなり，毎晩のように家族の食卓場面が修羅場同然になる例は確かにあった。その場面だけを切り取ってみれば，深刻な問題を抱えた家族と映るが，発症前はそういうことはなく，至って穏やかな様子であった。そして体重が回復するにつれイライラ感は治まりかつての穏やかさが取り戻される例がほとんどであったことから，やはり発症に伴う現象と考えられた。もちろん

筆者の観察力や洞察力が至らないのではとのご意見もあるかもしれないが。摂食障害の精神病理に関心のある方は，ネットの学術系サイトで検索するか，はじめにの項で述べた拙著『こどもの摂食障害　エビデンスにもとづくアプローチ』（金剛出版）を参照していただきたい。

　それと，ダイエットを考えられておられる方々に老婆心ながら一言。「よし，少し痩せよう」とダイエットを始め，毎日頑張って続けていくなかで，体重は減ってきたが最近なんか気分が落ち込むようになったとか，あまりお腹が空かなくなってきたとか，なんか食べ物のことばかり考えるようになってきたとか，この先もし太ってしまったらという不安が強くなってきたなどなど，少しでも感じるようになったら，その時点でちょっと立ち止まり，本書で述べた臨床的事実としての摂食障害の発症経過を思い出していただきたい。自身の日々の摂食行動を適切に自己管理することで，拒食症や過食症など摂食障害を発症せずに済むのではないかと思われる。またすでに発症してしまった人は，自分自身を何とか上手くコントロールして，適正な「体重」に回復させることが最も合理的な治療目標ではないかと考える。「痩せてきれいになりたい」は，ある意味，至極当然の思いと思われる。だからこそ，ほどほどのダイエット行動で，自身の身体の健康と心の安定，そして自身がまあいいかと思える体重やスタイルをともに満たすように挑戦してみてはどうだろうか。くれ

ぐれも「過ぎたるは……」である。

　筆者としては，摂食障害における臨床的事実をできるだけ歪曲化しないように書いたつもりであるが，ここまでお付き合いいただいた方々，また現に患っている方々は実際どう思われたであろうか。

参考，引用文献

・粟生修司（1991）：神経性過食症の病因　1.病態生理の側面から．末松弘行，河野友信，玉井一他編：神経性過食症 —— その病態と治療（pp. 13-29）．東京，医学書院．

・石川清，岩田由子，平野源一（1960）：Anorexia Nervosa の症状と成因について．精神神経学雑誌，62，pp. 1203-1221.

・稲沼邦夫（1994）：Anorexia Nervosa にみられた強迫的心性に関する一考察．児童青年精神医学とその近接領域，35，pp. 465-476.

・稲沼邦夫，平野岳毅，土田昌宏他（1997）：Anorexia nervosa 小児例の発症要因の検討　不食の契機と性格傾向．茨城県臨床医学雑誌，33，p. 34.

・稲沼邦夫，平野岳毅，土田昌宏他（1998）：こどもの摂食障害における不食の契機について　茨城県立こども病院における48例の検討から．茨城県立病院医学雑誌，16，pp. 87-93.

・稲沼邦夫（1999a）：Anorexia Nervosa の徴候発現に関する一考察．児童青年精神医学とその近接領域，40，pp. 252-266.

・稲沼邦夫（1999b）：Anorexia Nervosa の不食の契機．児童青年精神医学とその近接領域，40，pp. 50-51.

・稲沼邦夫（2000a）：Anorexia Nervosa の体重回復時付近の状態像．児童青年精神医学とその近接領域，41，pp. 138-139.

・稲沼邦夫（2000b）：痩せ願望以外を契機とした摂食障害の発症機制に関する検討．第41回日本児童青年精神医学会総会抄録

集，p. 147.

・稲沼邦夫（2002a）：Anorexia Nervosa の体重回復に伴う心理的徴候の変化．児童青年精神医学とその近接領域，43，pp. 245-259.

・稲沼邦夫（2002b）：摂食障害の発症機序に関する検討．第43回日本児童青年精神医学会総会抄録集，p. 156.

・稲沼邦夫（2003）：摂食障害と強迫性障害の関連性に関する検討．第44回日本児童青年精神医学会総会抄録集，p. 95.

・稲沼邦夫，塩野淳子，吉松昌司他（2004）：Anorexia Nervosa の治療的アプローチ ― 認知療法を中心とした25例の検討 ―.茨城県立病院医学雑誌，22，pp. 159-167.

・稲沼邦夫（2005）：嘔吐恐怖；摂食障害を呈する例と呈しない例の比較検討．第46回日本児童青年精神医学会総会抄録集，p. 231.

・稲沼邦夫，小笠原敦子，塩野淳子他（2007）：Anorexia Nervosa；痩せ願望によりダイエットを始めたときの肥満度について．第85回日本小児科学会茨城地方会抄録集．

・稲沼邦夫（2008）：Anorexia Nervosa の過活動に関する検討．第49回日本児童青年精神医学会総会抄録集，p. 324.

・稲沼邦夫（2009a）：Anorexia Nervosa：中核的発症メカニズムに関する一考察 ― 現代の DSM-IV 診断基準にもとづく症例と古典的症例記述の比較検討から ―.児童青年精神医学とその近接領域，50，pp. 28-40.

・稲沼邦夫，本山景一，塩野淳子他（2009b）：Anorexia Nervosa：男子例の検討．第93回日本小児科学会茨城地方会抄録集．

・稲沼邦夫（2012）：Anorexia Nervosa：成長抑制に関する検討，成長曲線から．第53回日本児童青年精神医学会総会抄録集，p. 342.

・稲沼邦夫（2013）：Anorexia Nervosa：体重回復過程でみられた過食行動に関する一考察．児童青年精神医学とその近接領域，54，pp. 1–13.

・稲沼邦夫（2014）：Anorexia Nervosa：体重回復過程における肥満恐怖の変化 ― 認知の修正と半強制的定量摂食によるアプローチから ―．児童青年精神医学とその近接領域，55，pp. 486–499.

・稲沼邦夫（2016）：こどもの摂食障害：茨城県立こども病院におけるアプローチ，第56回日本児童青年精神医学会　シンポジウム5「小児の摂食障害入院治療における課題と取り組みについて」．児童青年精神医学とその近接領域，57，pp. 594–599.

・小栗和雄，藤井勝紀（2006）：BMIの加齢変化と推定体脂肪量の初経発来臨界期．愛知工業大学研究報告，第41号.

・加賀乙彦（1987）：スケーターワルツ．筑摩書房.

・笠原嘉，本城秀次（1985）：Anorexia Nervosa の心理的側面．児童青年精神医学とその近接領域，26，pp. 163–182.

・梶山進（1959）：Anorexia Nervosa の臨床精神医学的研究．精神神経学雑誌，61，pp. 2256–2272.

・清水將之（2008）：第8章思春期の病気，第1節　摂食障害．子どもの精神医学ハンドブック（pp. 123–128）．日本評論社，東京.

・下坂幸三（1961）：青春期やせ症（神経性無食欲症）の精神医学的研究．精神神経学雑雑誌，63，pp. 1041–1082.

・末松弘行 (1985)：神経性食思不振症の概念（定義）と分類．末松弘行，河野友信，玉井一他編：神経性食思不振症 ── その病態と治療 (pp. 2-11)．医学書院，東京．

・高木洲一郎 (1991)：摂食障害の発症誘発因子と準備因子の検討．臨床精神医学，20，pp. 319-327．

・高橋三郎，花田耕一，藤繩昭訳 (1982)：DSM-III　精神障害の分類と診断の手引．医学書院，東京．

・高橋三郎，花田耕一，藤繩昭訳 (1988)：DSM-III-R　精神障害の分類と診断の手引　第2版．医学書院，東京．

・高橋三郎，大野裕，染矢俊幸訳 (1996)：DSM-IV 精神疾患の分類と診断の手引．医学書院，東京．

・高橋三郎，大野裕監訳 (2014)：DSM-5精神疾患の分類と診断の手引．医学書院，東京．

・チェリー・ブーン・オニール（長崎紘二訳）(1984)：拒食症を克服した私．河出書房新社，東京．

・野上芳美 (1983)：不食と過食の精神病理．下坂幸三編：食の病理と治療 (pp. 13-29)．金剛出版，東京．

・野上芳美 (1993)：摂食障害とは何か．こころの科学，52，pp. 16-20．

・馬場謙一 (1985)：神経性食思不振症患者の示す精神症状．末松弘行，河野友信，玉井一他編：神経性食思不振症 ── その病態と治療 (pp. 69-83)．医学書院，東京．

・藤本淳三，清水将之，北村陽英 (1976)：男子における思春期やせ症の2例．精神神経学雑誌，78，pp. 629-641．

・松本英夫，齋藤巨，白井博美他 (1999)：12歳以下で発症したAnorexia Nervosa に関する臨床的研究．児童青年精神医学とそ

の近接領域，40，pp. 460–468.
・松本侑子（1988）：巨食症の明けない夜明け．集英社，東京．

・American Psychiatric Association. (1980): *Diagnostic and statistical manual of mental disorders*, third edition. Washington D.C., American Psychiatric Association.
・American Psychiatric Association. (1987): *Diagnostic and statistical manual of mental disorders*, third edition-revised. Washington D.C., American Psychiatric Association.
・American Psychiatric Association. (1994): *Diagnostic and statistical manual of mental disorders*, fourth edition. Washington D.C., American Psychiatric Association.
・American Psychiatric Association. (2000): *Practice guideline for the treatment of patients with eating disorders*, second edition. Washington D.C., American Psychiatric Association.
・American Psychiatric Association. (2013): *Diagnostic and statistical manual of mental disorders*, fifth edition. Washington D.C., American Psychiatric Association.
・Andersen, A.E., Bowers, W.& Evans, K. (1997): Inpatient treatment of anorexia nervosa. In Garner D.M. & Garfinkel, P.E. (ed.): *Handbook of treatment for eating disorders* (pp. 327–353). New York, Guilford Press.
・Becker, A.E., Grinspoon, S.K., Klibanski, A. et al. (1999): Eating disorders. *New England Journal of Medicine*, 340, pp. 1092–1098.
・Beumont, P.J.V., Russell, J.D., & Touyz, S.W. (1993): Treatment of anorexia nervosa. *Lancet*, 341, pp. 1635–1640.

- Fairburn, C.G., Cooper, Z., Doll, H.A., et al. (1999): Risk factors for anorexia nervosa: Three integrated case-control comparisons. *Archives of General Psychiatry*, 56, pp. 468–476.

- Garner, D. M. (1993): Pathogenesis of anorexia nervosa. *Lancet*, 341, pp. 1631–1635.

- Garner D.M, Vitousek K.M. & Pike K.M. (1997): Cognitive-behavioral therapy for anorexia nervosa. In Garner, D.M. & Garfinkel,P.E. (ed.): *Handbook of treatment for eating disorders* (pp. 94–144). New York, Guilford Press.

- Garner, D. M. (1997): Psychoeducational principles in treatment. In Garner, D. M. & Garfinkel, P. E. (ed.): *Handbook of Treatment for Eating Disorders*. (pp. 145–177). New York, The Guilford Press.

- Godier, L.R. & Park, R. J. (2014): Compulsivity in anorexia nervosa: a transdiagnostic concept. *Frontiers in psychology*, 5:778.

- Gull, W.W. (1874): Anorexia nervosa. *Transactions of the Clinical Society of London*, 7, pp. 22–28.（清水將之訳〈1992〉：神経性無食欲症について．児童青年精神医学とその近接領域，33，pp. 247–250.）

- Hirano, T., Inanuma, K., & Izumi, I. (1996): Extent of growth suppression in anorexia nervosa. *Clinical Pediatric Endocrinology*, 5 (Suppl7), pp. 71–73.

- Holtkamp, K., Hebebrand, J. & Herpertz-Dahlmann, B. (2004): The contribution of anxiety and food restriction on physical activity levels in acute anorexia nervosa. *The International journal of eating disorders*, 36, pp. 163–171.

- Inanuma, K. (2003): Development of anorexia nervosa symptoms.

Japanese Journal of Child and Adolescent Psychiatry. 44 (Supplement), pp. 1–18.

・Kaye,W.H., Weltzin,T. & Hsu, L.K.G. (1993): Anorexia nervosa. In Hollander,E. (ed): *Obsessive-Compulsive Related Disorders* (pp. 49–70). Washington D.C, American Psychiatric Press.

・Lasègue, C. (1873): De l'anorexie hystérique. *Archives Générales de Médicine*, 21, pp. 385–403.（本城秀次，児玉真季，柴田昌子訳〈1992〉：ヒステリー性無食欲症について．児童青年精神医学とその近接領域，33，pp. 236–246.）

・Lloyd, E.C., Frampton, I., Verplanken, B., et al. (2017): How extreme dieting becomes compulsive: A novel hypothesis for the role of anxiety in the development and maintenance of anorexia nervosa. *Medical hypotheses*, 108, pp. 144–150.

・McCabe, R.E. & Boivin, M. (2008): Eating disorders. In Abramowitz, J.S., McKay, D. & Taylor, S. (ed.): *Clinical handbook of obsessive-compulsive disorder and related problems* (pp. 188–204). The Johns Hopkins University Press.

・Rothenberg, A. (1990): Adolescence and eating disorder; the obsessive-compulsive syndrome. *Psychiatric Clinics of North America*, 13, pp. 469–488.

・Wikipedia. Minnesota Starvation Experiment.

・Zamboni, R., Larach, V., Poblete, M. et al. (1993): Dorsomedial thalamotomy as a treatment for terminal anorexia: A report of two cases. *Acta Neurochirurgica-Supplementum*,58, pp. 34–35.

（以上）

稲沼　邦夫 (いなぬま　くにお)

1949年生まれ。臨床心理士。茨城大学教育学部卒業、同大学教育専攻科（教育心理学専攻）修了。㈶茨城県メディカルセンターを経て茨城県立こども病院（臨床心理科）に勤務。定年退職後、日立製作所日立総合病院、茨城県立こころの医療センター、茨城県教育研修センターなどで、主にこどもに対する心理カウンセリングを担当。著書『こどもの摂食障害　エビデンスにもとづくアプローチ』(金剛出版)、『こどもたちにどう向き合えばいいのか』(東京図書出版)。

なぜ摂食障害になるのか
どう向き合えばいいのか
― 臨床的事実から ―

2024年1月28日　初版第1刷発行

著　　者　稲沼邦夫
発行者　中田典昭
発行所　東京図書出版
発行発売　株式会社 リフレ出版
　　　　　〒112-0001　東京都文京区白山 5-4-1-2F
　　　　　電話 (03)6772-7906　FAX 0120-41-8080
印　　刷　株式会社 ブレイン

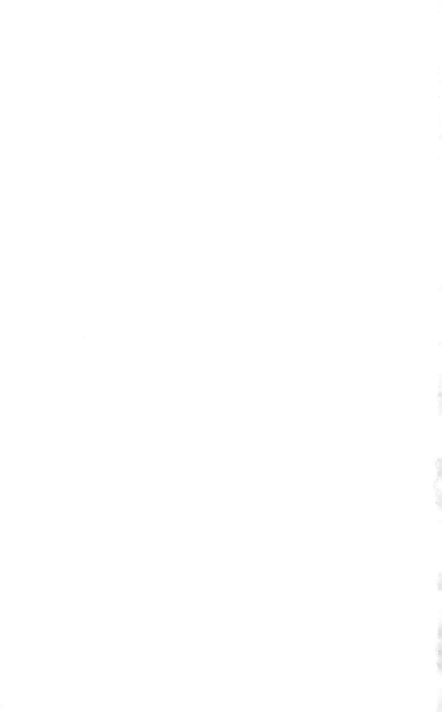